JN098774

入門 精神医学の歴史

Geschichte der Psychiatrie

ブルクハルト・ブリュックナー／著

村井俊哉　川島 隆／監訳
服部裕之　山本啓一／訳

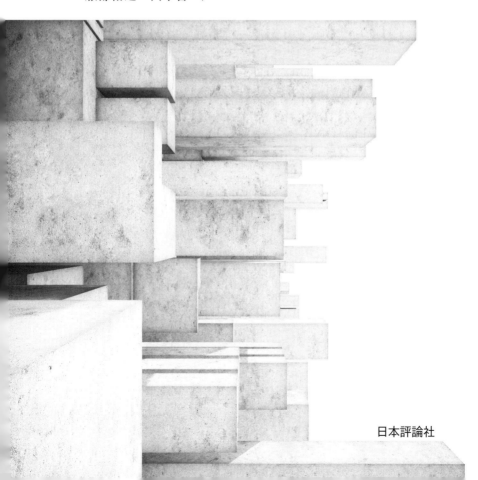

日本評論社

GESCHICHTE DER PSYCHIATRIE

by
Burkhart Brückner

入門 精神医学の歴史

目　次

解説1

解説2

日本語版への序文

　現代精神医学は，治療にかかわる専門分野であり，科学研究の一つの分野であり，また，国家の制度の一つでもある。本書『入門 精神医学の歴史』は，そのような現代精神医学の発展について，最初はドイツ語圏の読者を対象に執筆された。精神医学の歴史の短い紹介を，とくに学生と臨床家に提供することを目指した。この本が，今，日本語で読むことができるようになったことを，私はとても誇らしく思う。本書は，古代における西欧社会の多文化的起源から始まり，20世紀末のドイツの状況を詳細に検討することで締め括られることになる。ドイツ語原書はあたたかく受け入れられ，2010年の出版以降，2版にわたり読者を得ることができた。2023年には第3版が出版される予定である（この翻訳は初版にもとづく）。

　20世紀前半における日本の精神医学の近代化を理解するうえで，この翻訳が架け橋を提供するものと私は信じている。というのも，日本の精神科医療がその当時のドイツ語圏精神医学と特別な関係を有していたことには疑う余地がないからである。

　1868年以降の明治維新の一部として，西欧医学が日本において推進され，ドイツ医学は重要なモデルと考えられていた。橋本明（Hashimoto 2013, p.181）がこの近代化のプロセスを日本精神医学の「ドイツ化」と名づけたが，この「ドイツ化」は，初期の治療形態が「遅れた」ものであったのか，正真正銘の日本の伝統であったのかということに関する，医学史研究者の間で今日も行われている議論に，いまだに影響を与えている

1

（Leitner 2014, p.114）。

　そのような日本の伝統の一つが私に明らかになったのは，本書の翻訳を開始した服部裕之博士と一緒に，京都市郊外の岩倉にある大雲寺を訪問した2019年のことであった。9世紀にまでさかのぼる有名な伝説を背景にして，大雲寺は早くも1750年頃に，心理社会的な苦悩を抱える巡礼者のためのサービスを提供し始めていたようなのである。

　しかし，このような高コストの仏教医学と比較して，家族によるケア（「私宅監置」）こそが近世の日本においてはるかに一般的な選択肢であり，それ以前の時代においてなおさら普通の選択であり，20世紀に入っても広く行われていた（Kim 2018）。家族の一員の監督を行うことが家族の手に負えなくなった時に，屋内の部屋や檻への監禁も行われていた（「座敷牢」）。そして，20世紀初頭の日本の改革者たちは，このような実践を，精神科医療施設という近代的なシステムで置き換えることを目指したのである。

　この時期の歴史的展開を，手短に振り返っておこう。1886年に日本における精神医学の最初の教授職として東京大学に着任したのは，ベルリンで教育を受けた榊俶であった。さらに影響力があったのは，榊の弟子の呉秀三である。呉もまた，日本政府の援助を受け，1897年から1901年にかけてヨーロッパに留学している。呉は，日本の近代精神医学の「父」と呼ばれることもある。彼の師であった，ウィーンのリヒャルト・フォン・クラフト＝エビングおよびハイデルベルクのエミール・クレペリンが，施設治療，神経科学研究，そして精神疾患分類の最新の成果を彼に授けた。帰国後，呉は東京帝国医科大学精神病学講座教授および松沢病院院長に着任した。呉は，クレペリンの科学的疾病分類を日本に導入し，いわゆる「変性」と「遺伝性」疾患に保健政策の注意を向けさせた。一方で，クレペリンの方法の代替となりうるもの，たとえば，オーストリアのジークムント・フロイト，スイスのオイゲン・ブロイラー，アメリカのアドルフ・マイヤー，あるいはドイツのカール・ヤスパースにより提唱された方法は，

日本では1910年以降散発的に採用されたものの，大きな影響力を持つようになったのはようやく1945年以降のことである。この間，1919年に森田正馬は，仏教の概念に基づいて，神経症を対象とした独立した治療モデルを発展させ始めている。

　呉のロビー活動によって，1919年に精神病院法が成立した。この法によって，入院治療は決定的に促進され，伝統的な家庭でのケアを入院治療で置き換えることが目指された。しかし，「私宅監置」は依然として広く行われており，その廃止は1950年を待たねばならなかった。第二次世界大戦の終結まで，日本の学術的精神医学および精神科医療システムは，呉の弟子たちの支配の下にあった。すなわち，エミール・クレペリンの臨床的視点に支配されていたといえる。

　本書の最終章は，20世紀初頭のドイツ語圏の精神医学の発展の概略を紹介しているが，これは，呉とその弟子によって日本で開始され組織化された改革を理解するうえでの背景を提供していることにもなる。さらに，この歴史的背景は，19世紀に考案された科学的モデルを考慮せずには理解できない。そちらは本書の第5章で論じている。

　このような長年にわたる精神医学の発展の社会・歴史的文脈を理解することに重点を置くため，最近数十年の精神科の史学史は，古くからある専門家中心の「進歩」のナラティブからはますます遠ざかるようになってきている。そして今日，私たちは，以前であれば排除されていた関係者（たとえば家族，患者，介護者，ソーシャル・ワーカー）ばかりでなく，障害史研究やポストコロニアリズムから借用した最近の洞察を取り入れて，近代以前の治療形態を，各々の時代の社会的文脈において説明するようになってきている。本書は，近代以前の歴史を詳細に扱っている。すなわち，古代ギリシャ・ローマ時代にさかのぼり，精神医学の主題である狂気について，その自然現象としての側面と文化事象としての側面の双方について詳しく述べている。そうすることで，ヨーロッパ精神医学の多文化的起源と，今日の精神医学の状況（医学的ケア，心理療法的ケア，そして地域に根ざしたケア

の共存）とのつながりが見えてくる。本書では，歴史的視点から，精神疾患の脱スティグマ化への努力と，患者中心の視点の双方を強調している。前者の脱スティグマ化は，日本では「精神分裂病」という用語が2002年に廃止されたことによって促進されたことでもある。一方，後者の患者中心の視点の例としては，日本の「認知症当事者運動」や，当事者中心の活動団体である北海道の「べてるの家」が挙げられる。

　こうした点から見て，本書の日本語訳は有益なものとなると私は考えており，この完璧な翻訳プロジェクトに関与したすべての人に感謝したく思う。そして日本の読者がこの本を，精神医学の歴史への示唆に富む入門書と思ってくれることを期待している。

　私の最初で最大の感謝を，京都の服部裕之氏に捧げたく思う。服部氏は，この翻訳作業を開始し組織し，最後の編集に向けて京都大学の素晴らしいチームを集めてくれた。この出版は，村井俊哉教授（京都大学）および川島隆准教授（京都大学）の関与なくしては不可能だった。彼らの関与に対して私は心から感謝を申し上げたい。また，私は，山本啓一氏にも恩義を感じている。彼の翻訳は，このプロジェクトにおいて非常に助けとなるものであった。加えて，ベルンハルト・ライトナー教授（ウイーン大学），鈴木晃仁教授（東京大学）の助言にも感謝している。そして，出版事業の中に本書を加えてくれた日本評論社，日本語での版権を許可してくれたケルンのPsychiatrie Verlagにも感謝している。

2022年10月　デュッセルドルフにて

ブルクハルト・ブリュックナー

[文　献]

Burns, S.L. (2017): Reinvented Places: "Tradition", "Family Care" and Psychiatric Institutions in Japan. In: *Social History of Medicine* 32(1), pp.99-120.

Hashimoto, A. (2013): A German World Shared among Doctors: A History of the

Relationship between Japanese and German Psychiatry before World War II. In: *History of Psychiatry* 24(2), pp.180-195.

Kim, Y.（2018）: Seeing Cages: Home Confinement in Early Twentieth-Century Japan. In: *The Journal of Asian Studies* 77(3), pp.635-658.

Leitner, B.（2014）: For Body, Mind and the Nation: An Archaeology of Modern Japanese Psychiatry. In: *Vienna Journal of East Asian Studies* 5, pp.111-138.

まえがき
臨床家のための精神医学史

　本書は，古代から現在までの精神医学の歴史を簡潔に要約したものである。歴史の知識は，精神医学の実践にとって重要な指針の一つとなる。歴史の知識があれば，学問および社会実践としての精神医学について，その多様な伝統が見えてくる。また，バイオサイコソーシャル・モデル〔訳注：精神疾患の理解やその治療を，生物，心理，社会の複数の側面から総合的に見る立場であり，現代精神医学の基本的な考え方〕に則る今日の精神医学の基盤を理解しやすくなる。そして，各自の精神科医療実践の足がかりができる。

　歴史の知識があれば，職業実践に身が入り，精神医学という専門分野には人間的な要素があることが明らかになる。一方で，この専門分野に特有の困難と限界も明らかになる。すなわち，理性（Vernunft）と非理性（Unvernunft）との対比，精神科医の社会的機能，精神科医療サービスにおける専門職とユーザーの関係など，いくつもの本質的な論点が見えてくるのだ。そして，精神医学の歴史が持つ負の側面も明るみに出される。たとえば，精神科医療実践における暴力や強制を減らしていく上での問題をめぐって，あるいは，ナチス時代のドイツ精神医学の役割をめぐって見えてくるものがあるのだ。

　本書で私は，近代精神医学の三つの使命を関連づけて述べていく。すなわち，保安の任務，治療の任務，研究の任務である。精神医学は，これらの社会的な任務を引き受けるため，自然科学，社会科学，文化科学のアプ

ローチを統合的に扱う。そのため精神医学史も，「精神科医による，精神科医のための，精神科医に関する」純粋な思想史・発展史のみに限定されないことになる（Micale & Porter 1994, p.7）。実際，最近の精神医学史の研究は，重度の精神のやまい（psychisches Leiden）〔訳注：本書では，さまざまな精神疾患や，病気とは見なされない軽度な障害を包括する概念。形容詞psychischはギリシャ語の「プシュケー（魂／心）」に由来する。本書の16，51，88，106，125頁を参照〕を持つ人々のための対人援助文化全体を扱っている。そこで，本書は次の三つのテーマを含めることとした。

（1）治療の社会的な場（施設の歴史，専門職の歴史）
（2）理論的論争（概念の歴史，争点の歴史）
（3）精神のやまいへの人々の関わり（日常生活史，患者の歴史）

　施設史，概念史，日常生活史というこれら三つの柱は，精神医学の社会史という大きな傘の下で，相互補完的となる。施設での実践，学問の概念，そして，精神のやまいを持つ人の生活。精神医学の社会史は，これらに影響する社会背景を探求することになる。理性と非理性にどのような価値を置くかは時代ごとに異なり，社会的政治的な意味での標準や，それに対応する専門家や施設の任務も時代ごとに異なるが，精神医学の社会史は，こうした事柄にとくに注意を払う。学問史という点からは，人間像についての文化横断的側面，専門領域横断的側面とも関係し，また，人間像についての精神史上の変化とも関係する。精神医学の社会史は，精神のやまいとの関わりについての，その時代ごとに特徴的な決まりや信念，すなわち，ある特定の時代の「パラダイム」を見て取り，明らかにすることを目指す。
　このコンセプトに従って，本書の各章は，古代，中世，ルネサンス，啓蒙主義の時代，19世紀，20世紀という一般的な時代区分に沿って構成する。「基礎知識シリーズ」というシリーズの形式に合わせ，重要事項と省略する事項を選び，コンパクトな本にまとめることが必要だった。そのた

め，ヨーロッパの伝統と重度の精神のやまいとの関わりに重点を置く。
1800年以後の時代，とくにドイツ語圏における実践について詳しく紹介
する。各章では，それぞれの時代の中心的なケアのモデルと理論，重要な
研究者，典型的な事例を示す。その際，現代の精神医学の概念で言えばそ
れらが何に対応するのかについても，しばしば言及することになる。ただ
し，特定の疾患概念をその概念が生まれた文脈の外で用いることはしてい
ない。過去を回顧する際に，過去を今日の見方によって変形するべきでは
ない。重要なのは，歴史的な出来事のそれぞれが持つ固有のロジックと，
それらの出来事が現在に対してどういう意義を持つのかということである。

　開かれた態度で，そして批判的な態度で，読者には歴史に親しんでほし
い。というのも私の経験上，歴史的視点は，職業上のアイデンティティ形
成という点においても，医師同士の議論の際に自らを省みる際にも，大き
な助けとなってくれるからである。歴史的な観点を持たずに行動していて
は，歴史の経験を活かすことはできない。そして，歴史を積極的に学ぶこ
とは，職業人としての責任意識を高めてくれる。歴史を学ぶことで，今日
の医療実践と医療概念を歴史の産物として認識し，変化可能なものとして
経験できるようになる。歴史的認識がもたらす一定の距離は，目下の臨床
における論点を理解する上での助けとなり，実践の重圧を和らげてくれる。
歴史についての知識は，日々の職業実践の要請によりよく応えるための手
近な道具となってくれるだろう。

第1章

古　代
自然現象としての狂気，文化事象としての狂気

　医療制度としての精神医学の歴史は200年以上前に始まるが，精神のや
まいと狂気は人類の歴史と同じ程度に古い。狂気が「精神医学的に」定義
される前に，私たちは狂気について何を知りえていただろうか？　この問
題設定において私たちは，「他者」に二度遭遇する。一つ目はすなわち，
理性にとっての「他者」としての狂気であり，もう一つはすなわち，歴史
的な距離によって隔てられた過去の世界という意味での「他者」である。

　西洋の古代とは，およそ紀元前800年から紀元後600年までとされる。
したがって西洋古代はおよそ1400年間で，そこにはさまざまな地域や文
化が含まれる。西洋古代の人間存在，身体，精神，心（魂）の概念は今日
の概念とは大きく異なっている。当初は，人間の「個性」や「人格」は重
要度が低く，一方で，集合体としての価値が重要だった。たとえば，社会
の序列，宇宙の力への結びつきなどが重要だったのである。心の健康や病
気は，今日の私たちに馴染みのものとは異なった特徴によって定義されて
いた。魔術による治療と合理的な治療との境界も近代の「発見」であり，
そのような境界は，当時，今日と同じようなかたちでは存在しなかった。

　西洋文化圏の源は多文化的であり，多義的である。しかし，そこからは，
心のやまいの理解についての，二つの重要な流れが生まれた。一方は自然
現象としての説明であり，他方は文化事象としての解釈であるが，そのど

ちらも，人類の歴史の最初期の社会形態に見出すことができる。

先史時代

たとえば傷の手当てや異物除去のような，病気やけがに対する自助や相互援助は，先史時代にも一般的に行われていた。新石器時代の部族社会が魔術的アニミズム的な世界観を持っていたことは明白である。すべてのものに魂があるとされ，病気はタブー破りの結果，悪霊による罰の結果と考えられていた。

メソポタミア，エジプトという，古代オリエントにおける人類史上初の高度文明圏では，聖職者である医師は，神々や悪霊の世界と人間世界との仲介者とされていた。神学者は，厳格な階級社会において，身体と魂の関係を解釈できる力を持っていた。約4000年前のメソポタミアの楔形文字の粘土板に，狂ったとされる男の記録がある。「その男によると——その男の言うことに同意する者は誰もいなかったのであるが——有罪を示す指が彼の背中に向けられ，彼は神の怒りを買っているらしい」（Wilson 1967, p.725）。加えて，幻視，麻痺，不安状態，言語障害の記載もあり，魔術と憑依がその原因と記載されている。

このような状態に対しては，儀式，護符，呪文が対抗手段と考えられていた。バビロニアのハムラビ王（在位1728BC-1686BC）のハムラビ法典には，医師への謝金に関する規則に加え，医療行為によって死が生じた際の過酷な刑罰の規則が定められていた。ただしその刑罰は，治療を受ける側の社会的階級によって段階づけられており，上層階級の者が傷害を受けた場合，医師は片手を切り落とされることもあったが，奴隷が死んだ場合には，代わりの奴隷を提供するだけでよいとされていた。一方，時期を同じくして古代エジプトでは，宗教色の強い文化が発展した。

古代エジプトの神官医学

「魂の療養所」という碑文が，優に3000年以上前，エジプトのテーベの神殿図書館の入り口にあったという（Leven 2005, 154段）。この碑文の今日に伝わる古代ギリシャ語訳は，「プシュケース・イアトレイオン」であるが，これはすなわち，ギリシャ語で「心」の「医学的治療施設」ということであり，今日でも「精神医学（Psychiatrie）」という言葉として用いられている。

　単なる言葉の意味以上に，このメッセージ（書物が，魂の治療手段であるということ）は，医学における文字文化の重要性を物語っている。この聖なる図書館は，ナイル河畔の古代の世界都市テーベの，聖職者が管理する広大な神殿区域内に存在していたが，約2万点にものぼる書物を所蔵していた。身体への侵襲的治療〔訳注：外科的治療など，それ自体が身体に一定の傷害を与えうる治療法のこと〕や薬物投与に効果がない場合，これらの文書に沈潜することは，病を癒す目的で神々に祈り嘆願することに相当する治療効果があると考えられていた。古代エジプトでは，治療者は高い声望を得ており，その身分は，眼科，外科，婦人科などに専門化されていた。また，彼らは，疾病を「治癒可能なもの」「制御可能なもの」「治癒不可能なもの」に分類していた（薬物療法については57，112，141頁を参照）。

　教育と実践は別の神殿で，いわゆる「生命の家」で行われた。そのような「生命の家」で記録された医学のパピルス文書（巻子本），たとえば，現在ライプツィヒで保存されている紀元前2000年紀の『エーベルス・パピルス』は，さまざまな治療的試みを記している。「頭の中の病気，何らかのよくない邪悪な出来事」あるいは「心臓の熱」を，薬用の植物，果物，油，蜂蜜の混ぜ合わせで和らげようしている。ちなみに心臓は，思考と感情の座と見なされていた。自然の力による方法と，超自然の力による方法は，相互補完的であった。すなわち神殿においては，解剖学，薬学，技術

上の知識を背景とした自然の力による医療が行われ，加えて，護符，祈り，儀式，神聖な眠り，夢解釈を用いる魔術による治療が行われていた。『エーベルス・パピルス』には，まさに次のように記されている。「治療手段と結びついた魔術は強力である。そして逆も真である」。『生に疲れた者の魂との対話』という表題で知られる，こちらもやはり約4000年前の別の古文書があるが，そこには以下のような記述がある。

　　今日，死が私の前に現れている／病人が健康になるときのように／閉じ込められたあと外部へと／飛び出すように／今日，死が私の前に現れている／蓮の花の香のように［…］長年の囚われの身のあと／我が家を見たいと願っている者のように（Barta 1969, p.28E）。

このような懐疑的で陰鬱な嘆きの言葉が生まれたのは，政治的経済的な危機の時代においてであった。この文書の意味をどう捉えるかについては議論がある。というのも，ここで語られている経験は，今日の専門用語に適確に翻訳することができないし，死者崇拝を含め心に関する古代エジプトの学問は，身体と心に関する今日の理解に対応していないからである。
　古代エジプト医学は，古代世界全体で重んじられた。古代ギリシャ・ローマにおける最重要の医師たちも，その知識の一部分を，エジプトの医師イムホテプを祭るメンフィスの図書館から得ている。

　▶ポイント　人類史上初の高度に発達した文明圏では，病気は聖職者である医師によって宗教的観点から解釈され，自然の力を用いる方法によっても，魔術の力を用いる方法によっても治療されていた。

古代ギリシャの心の医学

ところで，古代ギリシャでは，どういった事柄が狂気であると考えられ

ていたのだろうか？ 2400年前に書かれた，古代世界の珍奇な話を集め
たアリストテレスの『異聞集』〔訳注：アリストテレス本人の作品ではないと
考えられている〕第31章には，次のような記載がある。

　　例　アビドス〔訳注：古代エジプトの都市〕で精神に障害を持った者が
　　劇場に行き，実際には何も上演されていないのに，劇が上演されている
　　かのように何日も観劇し，拍手喝采を送った。正気に戻った彼は，これ
　　は自分の人生で最も楽しい時だったと主張したという。

　この逸話は，古代ギリシャ・ローマの学者の間ではよく知られていた。
それは，正気と狂気の境界を示すとともに，その境界を相対化している。
理性喪失という現象はよく知られていたが，どのような状態を理性喪失と
見なすかは，観点次第であった。この物語が私たちに思い出させるのは，
古代ギリシャの最も有名な医師ヒポクラテス（460BC-370BC）による次の
箴言である。「笑いをともなう狂気はあまり危険ではないが，熟考をとも
なう狂気はそれほど安全ではない」（箴言318）。このような言葉は，古代
の治療文化の驚くべき広がりの証明となっている。また，都市に定住する
医師や遍歴医によって提供された，あるいは保養地や神殿で提供された治
療法も多様であった。
　ギリシャの最初の歴史家ヘシオドスは，紀元前約700年に著した教訓詩
『労働と日々』（第Ⅰ章90行）の中で，食うか食えぬかのぎりぎりの生活を
送っていた農夫の日常を語り，その厳しい運命をパンドラ神話で説明して
いる。パンドラは，ゼウスによって贈られた箱を開け，世界に不幸を放っ
た。「病気は日夜人々に忍びよる／自らの意志によって，死すべき定めの
人々へと，苦しみを携えて／ゼウスが声を奪ったので，その歩みは静か」。
病気は声もなく襲いかかり，人間を不幸にしたのである。古代ギリシャの
医師は，いまだ旅する労働者でもあった。傷を治すにあたり，概して魔術
の助けを借りることなく薬草を用いたが，薬草の何がどう効いているのか

はあまり理解していなかった。病気に「語らせ」，病気を説明し，病気を和らげ，患者の苦痛を理解すること。これらにどの程度成功するかについての知は改善を重ねていった。

　紀元前600年頃から，ある思考方法が登場した。この思考方法は，論理的な考えを土台にしているので，「哲学的」と呼ばれるようになった。魂は生命の原理と見なされていた。そして，魂のうち理性的な部分が人間に特有のものと理解され，一方で，魂のうち情念に分類される部分は，人間以外の動物にも帰属すると考えられていた。ターレス，アナクシマンドロス，ヘラクレイトスなどの初期の自然哲学者から始まって，ギリシャの都市国家間の結びつきが強くなるにつれて，紀元前5世紀頃から，健康と病気に関するより精密な概念が登場した。

　健康は，重要で，保持するに値する「善」と見なされるようになった。健康には，運動や食事によって培われる身体的状態のみならず，精神的な健康も含まれていた。プラトン（427BC-347BC）によれば，魂とは生命原理であり，個人のアイデンティティの原理であるが，三つの機能を持つ。すなわち，知恵，勇気，欲望である。そして，プラトンによれば，人間形成の最高次の目的は，正義という美徳を得ることである。逆に，不正で，情念によって傷つけられた魂は，病気であるとプラトンは考えた（魂／心については51，88，106，125頁を参照）。

　つまり，身体の健康，魂の健康とは，善き生であり，倫理的責任を帯びた生である，ということなのであった。一方で，人間の身体に関する知を備えた合理的なヒポクラテス医学は，その知を精神の病にも適用しつつ，発展を続けた。他方，人間文化における魂の逸脱の意味についての哲学的思考が展開していくことになる。

自然現象としての狂気

　紀元前6世紀から紀元前5世紀に形成された，火，水，空気，土の四元

素からなる自然学説は，体液病理説（ユーモリズム）というかたちで人間の身体に適用された。「ユーモア」という語は本来「水分」のことを意味するが，体液病理説では，人体は四種類の液体（血液，粘液，黄胆汁，黒胆汁）からなると考えられた。体液に関する医学的所見は，それら四種類の液体がどう混ざり合い，どのような状態（暖，冷，乾，湿）にあるかを判断材料にした。液体の調和がとれている状態が健康で，その不均衡が病気の原因となるとされた。個別の症状ではなく，全身の状態にもとづいて予後が判断された。この基本的な信念のもとに，コス島のヒポクラテスは医学に関する自らの学説を形成した。そしてこの遍歴医の名を借りて，実際にはさまざまな人物により著されたのが，古代において最も重要な医学文書集成，『ヒポクラテス全集』である。

　ヒポクラテス文書の一つ『神聖病について』は，科学としての医学の里程標の一つと見なせる。この文書には，てんかん（エピレプシー）についての記載があるということがしばしば主張されているが，実は著者はてんかんという名称は用いていない。著者は，むしろ，非常に多様な発作性の疾患群を想定していた。たとえば，患者は，「わめき」「身体をぴくつかせる」。あるいは，「口から泡を吹く」。あるいは，「夜間に，不安，恐怖，妄想に」襲われる。有名なのは，以下の啓蒙的な議論である。

　　私は，それらの発作性の病気を，他の病気よりも神聖なものとはまったく考えておらず，他の病気と同様に自然な原因から生じると考えている。［…］この病気を神聖な病気であると初めて説明したのは，今日なお後を絶たない，魔術師，祈禱師，まじない師，ほら吹きといった者たちだった。これらはみな，神に対する畏怖の念がとくに強く，自分は他の者より物知りだと主張する輩であった。［…］これらの人々は自らの無力の隠れ蓑として，神の力を選択した。［…］真実のところは，このやまいの原因は脳であるというのに（1-4.3: Hippokrates 1968, p.60ff.）。

ヒポクラテス学説によれば，神聖病の本来の原因は，呼吸，食べ物，皮膚を経て身体に流れ込む「命の呼吸」ないし「プネウマ」が，脳の粘液によって，あるいは過剰な量の胆汁によって，その流れを妨げられることにある。患者は恥じて人との接触を避け引きこもるようになる。そして，体液説ともども，命の呼吸，あるいは「精気」の概念は，かたちを変えつつ，18世紀まで生き残ることになる。

ずっと後の時代になって，医学は自然科学的思考にもとづくアプローチを採用することになるが，『神聖病について』という書物は，そのような将来を予告するものであった。一方，重篤な興奮状態に関する一般概念は，以下の症例報告にあるように「狂乱」（マニア）と呼ばれた。

　　エリスの町のティモクラテスは大酒を飲み，黒胆汁（メランコリー）を原因とする狂乱状態（マニア）となり，下剤を服用した。多量の粘液性の黒胆汁からなる排泄物が認められ，ティモクラテスの浄化は完了した（Epid. V, 2; Hippokrates, 1934, p.31）。

自然経過そのものが神に由来すると当時は考えられていたとはいえ，ここでは超自然的な事柄は起こらない。この報告で特徴的なのは，その簡潔な構成である。すなわち，場所，名前，既往歴，診断，原因，治療，治療手段の効果，容体が，簡潔に述べられている。便，尿，舌，あるいは皮膚の黒色着色は体内の黒胆汁（ギリシャ語では，「メライナ」＝黒，「コレー」＝胆汁）の過剰な蓄積の所見とされ，さしあたりは，これこそが一連の病的現象の原因と見なされたのである。後の時代，「メランコリー」は確固とした医学上の概念となったが，この概念は，ヒポクラテスの以下の箴言に対応している。「恐怖と不機嫌が長く続く場合，それはメランコリー的ということである」（VI, 23）。

「メランコリー」という表現は，「マニア」という語と同様，「狂気」を意味する一般的概念としての市民権を獲得していった。たとえば，プラト

ンは暴君の態度を「メランコリー的」と記述しているが，「気が狂った」という意味合いを持たせている。ところで，ヒポクラテス医学には，他にも病気の名前の記載がある。たとえば，（発熱をともなう）「フレニティス」，（子宮に原因がある病気）「ヒステリカ」，（意識障害を有する）「コーマ」である。

　ヒポクラテス医学は，病気を持つ人，その身体，生活スタイル，そして環境を，「ホリスティック」に扱う医学であった。そして，古代ローマの医学，アラビア医学を通じて，中世にはその著作は全ヨーロッパに広がった。

　　▶ポイント　ヒポクラテス学派により，「理性喪失」状態の発生の場所としての脳の意義が大きくなった。これらの状態の記載に用いられたのは，とくに「マニア」，「メランコリー」，「ヒステリー」といった概念であった。

文化事象としての狂気

　古代ギリシャ文化における重度の精神のやまいの病像とその解釈は，ヒポクラテスの伝統に強く影響を受けているだけでなく，宗教儀式，演劇文学，哲学倫理，法制度からも影響を受けている。

　紀元前800年頃，ホメーロスは，ミケーネ文明の時代を歌った神話叙事詩の中で，怒りからなる激情，闘争の中での激情，酩酊の中の激情，恋愛あるいは宗教的恍惚における激情を記述しているが，これらは「狂乱」（マニア）のさまざまな形態である。『イーリアス』（第9歌454行）と『オデュッセイア』（第11歌280行）では，「エリーニュス」〔訳注：復讐の女神たち〕が「呪い」の擬人化として登場する。エリーニュスは重大犯罪，とりわけ母親の殺害があると覚醒し，加害者を狂気に追いやることで，神の罰を実行する。彼女たちは，演劇文学にも登場し，後に古代ローマ人によって「フリアエ」と呼ばれた。ときには神々自身も，たとえばディオニュー

ソスとその信女たちのように「荒れ狂う」のである。

　ピューティアーは、デルポイで神託を下す伝説上の女性聖職者であるが、地面の亀裂から染み出した精神に作用する蒸気によって、お告げの内容の霊感を得ていたという。

　古代ギリシャの文化では、道徳上の規範を形而上学的に正当化することが必要であった。よい例として、プラトンの「マニア」の意味の複雑な解釈がある。プラトンの見解では、「魂の病気」の身体的原因が、「無思慮」すなわち狂気、あるいは「無知」をもたらす。プラトンは、治療には医療的手段のみならず、教育や教唆も勧めた。

　他方、プラトンの後期の著作である『パイドロス』では、より広い視点が見られるようになる。というのも、そこでは、予言術も詩人の直感も、魂の集中力を高めた限界体験にもとづく、と述べられているからである。中でも、恋愛、すなわち「エロス」は、「神から授かる狂気」の形態を可能とする。そして、その狂気を通じて、人は、美のうちに永遠のイデアの認識が可能となり、それとともに真理の認識が可能となるのである。プラトンは、「マニア」という表現を常に用いたが、「神から授かる狂気」というこの概念は、私たちが今日「精神の障害」と考えている状態とは関係がない。むしろ、この哲学者は、通常の本能的な生活と、意識的に高度の快楽を楽しむ状態との間にある対立関係を記述しているのである。一見すると社会規範から逸脱し、狂気じみた行動が、まったくもって生産的な成り行きになることはありうる――ただし、これは、選ばれた者にのみ可能であるとプラトンは述べる。

　こうしてプラトンは、情念よりも知恵が優越するという自らの厳格な観点をさらに強固なものとした。そして、それに対応するかたちでの、国家の社会的階層に関する自らの厳格な観点もさらに強固なものとしたのである。『パイドロス』では以下のように総括している（Platon 1983, 265a）。「狂気には二種類のものがある。一つは人間の病気に由来するものであり、もう一つは、通常の規範に則った状態が、神によって変えられたものであ

る」。

　神から授かる例外状態というこのテーマは，一世代を経てメランコリーにも拡大した。アリストテレス学派のある書物（『問題集』30章，953a）の第30章に以下のような問いがある。「哲学者や政治家であれ，詩人や芸術家であれ，多くの卓越した人々は，なぜ，明らかに黒胆汁質（メランコリー質）であったのか？」。そして，その答えは以下のごとくである。肝心なのは体内の黒胆汁の量であり，多すぎると病気になる。量が適正な場合にのみ，創造的な，高い業績を上げることにつながるのである。

　このようにして，神から授かる狂気という旧い神話は自然科学の言葉に翻訳され，魂の例外状態は新たな価値づけがなされ，文化の中へ統合された。古代ギリシャ哲学から，とりわけヨーロッパのルネサンスにおいて愛された，メランコリー気質の者の創造性という臆見や，狂気と天才との近接性という，今日においてもポピュラーな憶測が生まれたのである。その一方，四気質学説（黒胆汁質，多血質，胆汁質，粘液質）は，さらに何世紀もの時代を経て，古代末期においてようやく発展することになる。

　ヒポクラテス医学も，心理的限界体験の哲学への組み入れにしても，そのいずれもが，サイコソーシャル（心理社会的）な例外状態をその扱いの対象とするような文化を作り出した。医師は，病気の知識と治療に対して責任を持つことになり，その職業には専門技能が要請され，加えて，医師・患者コミュニケーションの文化が要請されることになった。これに対し，哲学，芸術理論，文学には，通常の心理の限界を超えることや，狂気が人間の文化共同体においてどのような位置を占めるのかが問われることになった。その場合，逸脱を表す二つの基本的概念である「マニア」と「メランコリア」は，人格のある側面が際立っているという程度から，明らかな病気といえる程度まで，非常に幅広いスペクトラムの現象を含意していた。

▶ポイント　精神的な健康と病気とは概念的に厳密に区別できないものであり，連続体として位置づけられていた。そして実践においては──今日と同じように──就労可能性，社会との結びつき，責任能力といった機能的観点から定義されていた。

責任無能力と禁治産

それにしても，古代ギリシャ文明時代，重度の精神のやまいを持つ人の生活は具体的にはどのようなものだっただろうか？　そのことについて情報源となるものはほとんどなく，とっかかりになるものといえば法規類である。基本的には，司法と医学に直接の組織立った共同作業があったわけではない。当人が混乱した状態で徘徊した場合，財産をひどく浪費した場合，暴力に訴えやすくなった場合などに，親族あるいは親しい間柄の友人が法的な処置をとることができたのが，せいぜいのところであった。ただし，この可能性は，自由市民のみに限られていた。狂ったり責任無能力の状態となった奴隷は共同体から追放されたり，危険が差し迫った場合には殺害されたりした。

重大かつ持続的な危険が存在する場合には，親族の者は自分の財産を守り，婚姻を妨げたり，遺言書に異議を申し立てたり，当人を勾留したりすることが許されていた。プラトンは，『法律（ノモイ）』第11巻で，気が狂った父親を禁治産としたいと考えている息子たちの事例を論じ，その際，長老会議──いわば，当時の「倫理委員会」──に相談するよう勧めている。長老会議が息子たちの要求を支持し，息子らの訴えが成功した場合，父親は市民権を剥奪され，その財産は奪われる。そうなると父親の身分は幼い子どもの身分と同じになる。狂気の者が罪を犯したとき，場合によっては，加害者は責任能力なしと宣託されるが，損害賠償の義務は負う。殺人の場合のみ，加害者は1年間，国外追放になる。

同様の規定は初期のローマ法にもある。古代ローマでは紀元前およそ

450年頃，基本的な法が12枚の板に刻まれた（「十二表法」）。このうち第5表が責任無能力の問題に関する規定である。当人に財産がある場合，その財産に関して決定する権利は親族に移される，と定められている。法的な基準は，まずは，このような重大な紛争のある場合について定められたのである（法については79，114頁を参照）。

　一方で，通常の病者の生活の具体的な姿については，保養地で治療を受けていた人たちの様子から知ることができる。

心身の病——アスクレーピオスの治療秘儀

　儀式，祝宴，生贄を捧げること，神々の召喚は，古代の日常においては，確固とした価値を持っていた。アスクレーピオスの治療秘儀もその具体例の一つである。アスクレーピオスは太陽神アポロンの息子と言われている。

　ヒポクラテス一族はこの半神の末裔であり，ヒポクラテスの誓いもアスクレーピオスに捧げられている。紀元前4世紀のレリーフには，患者の病床に，娘ヒュギエイアと共にいるアスクレーピオスが刻まれている。宗教的特徴を有する治療法が合理的医学と併存していた。この点については，古代末期の雄弁家ププリウス・アエリウス・アリスティデス（AD117頃-AD181）の『神聖な物語』に，印象的な描写が見られる（図表1）。

　裕福なアリスティデスは，紀元144年ローマに向かう途中，突然，頭痛，腹痛，呼吸困難，不安，不眠に襲われた。ローマ到着後，少ししてから引き返し，1年後，保養地のペルガモン〔訳注：小アジアのエーゲ海沿岸の古代都市であるが2世紀にはローマ帝国の代表的保養地であった〕に到着した。アリスティデスはこの地に長年滞在し，ヒポクラテス派の医師たちによる治療も受けたのであるが，彼が好んだのは，アスクレーピオスの治療秘儀，すなわちこの治療神の神殿での治療だった。アリスティデスは滞在期間のうちに，胃疾患，発熱，けいれん，さらには，マラリアや天然痘にも罹患したが，他の患者と同じく，聖職者と治療計画を話し合い，アポロンに生贄

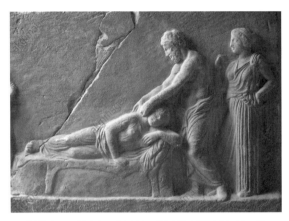

図表 1　アスクレーピオス　紀元前４世紀のレリーフ

を捧げ，泉や川で儀式的な沐浴を行った。治療には，浣腸，治療用絆創膏，食事療法があり，さらには，裸足でのランニング，真冬の冷水浴が含まれていた。治療神がアリスティデスの夢に現れ，彼は夢の中で治療神の指示を受けたのである。治療神はその指示を書き留めるようアリスティデスに勧めた。すなわち，夢は決定的に重要な神のお告げであり，そのため神殿には特別な寝室が存在していた。

　アリスティデスは，故郷へ帰還していた折に，頭痛，熱，けいれんに悩まされていたが，そうした治療夢の体験を以下のように記している。

　　例　正午頃，新たな発作が起きたと思う。間もなく，黒胆汁が下りてきて排出された。[…] 医師は非常に興奮して，食事の摂取を促した。しかし，それでは何も生じなかった。夜が，海の上での縦揺れ横揺れのように迫ってきた。そこで私がしたことといえば，（以下の）夢を見るために，ただちに眠りにつくことであった。夢の中で，私は養育者の家に向かい，ゼウスの像の前にぬかずくよう命じられた。この像の傍らでかつて私は養育されていたのである。何らかの声も聴こえたように思うが，私の祈りは正確に書き留められた。雪が積もっていて通行できなかった。

そして小さな家までは大きな家から1スタディオン以上離れていた。私は馬に乗り，馬を駆り，到着して，礼拝を行った。自宅に戻るとたちまち物事はうまくいった（Aristides 1986, III, 19-21, p.69）。

さまざまな神殿で10年ほど治療を受け，アリスティデスは再び仕事ができるまでになり，晩年は今のトルコの北西部にある自らの領地で過ごした。アリスティデスの報告は，古代世界においては神が人の運命を定めることの証明となっている。また，彼の訴えは，部分的には，心身医学的な特徴を帯びていた。提供された治療は，あいまいで逆説的に見えることも多かったが，それが患者自身の内部の力を活性化したのは明らかだった。そういう意味で，合理的治療と霊的（スピリチュアル）な治療が，とくに身体的治療だけでは効果がない慢性疾患に対して，うまく連携していたと言える。

▶ポイント　病気についての自然の力による解釈，宗教的解釈，法的な解釈は，相互に補完し合って，古代の医学の基礎を作り，社会的で「ホリスティック」な枠組みを人間に提供した。そしてこの枠組みの中で，魂（心）の障害を理解し秩序づけることが可能となった。

古代ローマの医学

アリスティデスの報告で，古代ギリシャから古代ローマの医学に話が移っている。ローマの統治権の及ぶ支配地域では数世紀にわたって，民間療法と並んでギリシャ医学が支配的であった。1，2世紀には，理論形成において質的な飛躍が見られた。すなわち，知識内容は見直しが重ねられ，医師は世間で広く尊敬されるようになった。専門分化が進み（眼科，婦人科，腎・膀胱疾患，外科），公務員医師が任命され，教育が組織化された。
ローマ帝国時代は軍事君主制の時代であり，精神史的にはストア派の学

説に権威があり，過度の情念は基本的な悪徳と見なされていた。貴族のア
ウルス・コルネリウス・ケルスス（AD30頃生誕）は，ヒポクラテスの文献
に従うことで，医学の全体像の提示としては初のものとなる『医学論』を
出版した。紀元100年頃の最も有名な医師としては，そのすべてがギリシ
ャ出身者であるが，エフェソスのソラノス，エフェソスのルーフス，カッ
パドキアのアレタイオス，キリキアのディオスコリデスの名前を挙げるこ
とができる。最後に挙げたディオスコリデスは，その主著『薬物誌』で，
800種以上の植物性薬用物質，100種以上の動物性，鉱物性の薬用物質を
記載している。

　ローマ時代の狂気（ラテン語では「フロル」「インサニア」）の概念は，それ
までと同様，ヒポクラテス医学の概念を基礎に置くものであった。「マニ
ア」，「メランコリア」に加え，「フレニティス」と表現された病気も，最
重要な疾患概念の一つであった。フレニティスは，古代ギリシャの見解で
は横隔膜（フレネス）が理性の座と考えられていたことと関連がある。フ
レニティスは，発熱，不穏，視覚性の幻想をともない，夜間に悪化する，
切迫した急性の病態のことを指していた。ドイツ語の"frenetisch"（英語
の"frenetic"，熱狂的な）という言葉には，今日でも当時の意味合いが残っ
ている。

　アルコール飲用の有害な結果も知られており，また，傾眠を表す言葉と
しての「コーマ」や，より軽い意識の障害を表す言葉としての「レタルグ
ス」いう言葉も知られていた。さらに，「ヒステリー性」婦人病の記述も
あるが，呼吸困難をともない，体内を遊走する子宮（ギリシャ語で「ヒュス
テリア」）が原因とされていた。マニアに関する理論は，その基盤は身体に
あると考え，発熱をともなわず思考の障害が生じ，熱い黄胆汁を原因とす
ると考えられていた。神からの授かりものとしての「マニア」は，この時
代には語られることはほとんどなくなっている。一方，病的なメランコリ
ーは，エフェソスのルーフス（紀元1世紀）以降，体内で過度に熱せられ，
「焙られた」黒胆汁の刺激性の残存物によって引き起こされると考えられ

た。

しかし，古典的な病像に対するさまざまな解釈よりも重要なのは，症状のレベルにおける新たな鑑別であった。たとえばケルススは，せん妄（デリリウム，ラテン語では「デリラーレ」，すなわち「畝の間の溝から外れた」という意味。せん妄については62頁を参照）の概念を，発熱，急性疾患，脳損傷に初めて関連づけた。たとえば，患者は，ありもしない糸くずやほこりを衣服やベッドからつまみ取ろうとすることがあると記載されているが，これは，今日でも，脳器質性精神疾患としてのせん妄における状態像の一つとされている。

古代ローマの最重要の医師がクラウディウス・ガレノスである（AD129頃-AD216頃）。ガレノスといえば，まずは皇帝マルクス・アウレリウスの侍医として働いたことで知られるが，古代の医学知識を記念碑的な全集として編纂した。ガレノスはまず，魂（心）を三つの部分に分けた（その際，思考は脳に，意志は心臓に，欲求は肝臓に，その座を考えた）。さらに，知覚能力，認識能力，記憶能力を区分した。肉体と魂は，身体に広がるプネウマと呼ばれる流体によって，相互に交換し合う。一般的な生命のプネウマとして，「生体精気」（スピリトゥス・ヴィタリス）が存在していると考えられていたが，さらに魂のプネウマという特別な「霊魂精気」（スピリトゥス・アニマリス）が脳室にその座を置き，神経と筋肉を通して，魂の活動を身体に伝達すると考えられていた。

解剖学者としてのガレノスは，すでに脊髄の60の繊維を機能的に区別していた。また「罹患した身体部位について」（VI, 2）というタイトルの論文で——自分が体験した熱性せん妄の報告にもとづいて——幻覚理論を発展させた。錯覚は，脳で気化した熱い胆汁が原因で，血管を通じて眼へと上昇し，視覚を霧で覆うため，光学的現象を生じさせるという。実際，この推測は，ガレノスによる他の多くの成果と同様に，さらに1500年ほど後の近代に至るまで伝承され，教えられ続けた。

アリスティデスの報告が示すように，古代ギリシャや古代ローマでは，

身体と心の両方に影響を及ぼす治療法が用いられていた。重症の精神錯乱の場合には，ケルススによれば，強制的な治療は避けることができなかった。一方，比較的軽度の障害の場合には，暗示法，気分転換，ある種のトリックなども，さまざまな医師によってその使用が報告されている。ケルススは，「餓死への恐怖を示したある金持ちの男」について報告しているが，その対処法として，「折々に，財産相続がなされるという偽報」をこの男へ伝えたという。

ケルススの著作『医学論』(III, 18, I) の中の次の助言は，ほとんど心理療法的な作用を持つ。「患者に反論するのではなく同意しなければならないこともしばしばある。しかし会話を通じて，患者の思考を，徐々に，そしてそうとは気づかれないように，理性へと戻さなければならない」。このようなテクニックはローマ時代の症例報告に繰り返し見られる。そして，このような方法は，外部から患者の身体に影響を及ぼそうとするヒポクラテス学派の方法とはかなり異なっていたのである（心理療法については63，128頁を参照）。

最後になるが，文化的な前提が現代のそれとはまったく異なるので，古代の著作物に，「統合失調症」「不安症」「境界性パーソナリティ」のような現代の概念との対応物を探すことは誤りであることを指摘しておきたい。むしろ重要なのは，古代における次の事柄を認識することである。理性，非理性，理性喪失という区分。身体的治療から秘儀的治療まで広がる治療法のスペクトラム。さまざまに異なる時代，地域，世界観の枠内での多様な治療者の市場。医学文化のこのような多元性に目を向けることで，原初の状態からの直線的な延長として現代精神医学が進歩してきたのだと認識するのではなく，むしろ，古代と現代の世界の共通性が認識できるようになるかもしれない。

第**2**章

中　世
「頭の病気」

　中世ヨーロッパは，キリスト教と封建主義を特徴とし，民族大移動の終わりとローマ帝国の滅亡の時期，紀元600年頃に始まり，1450年と1500年の間，すなわち近世の初めまで及んでいる。キリスト教の価値観は，健康と病気に関する新しい見方にもつながった。

　中世後期，いくつかのキリスト教病院において，狂気の者のための独立した部門が初めて登場した。しかしながら，家庭におけるケアが主要な治療形態であった。理論的な展開は大部分，古代の概念の枠内に留まっていた。病気は，部分的には神による罰と見なされていた。1347-1350年のヨーロッパにおいて約2300万人の死者をもたらした壊滅的なペスト大流行である「黒死病」も，同様に神による罰と考えられていた。

　基本的には，中世の人々は封建的身分秩序の中に生まれた（聖職者，貴族，農民，手工業者）。中世後期になっても，人口の90％は第三身分〔訳注：聖職者でも貴族でもない身分〕に属し，農村で生活していた。根本的な社会の境界線が，支配者と被支配者との間，自由人と非自由人との間に引かれていた。12世紀には市民（商人，手工業者）の力が強くなり，集団として貧者（障害者，ホームレス，日雇い労働者）から区別されるようになった。乳幼児死亡率は高く，平均寿命は35歳を超えるのがやっとのところであった。永久に続くと思われていた，神によって与えられた世界秩序の枠内

で，個人的な理想のために生きる者は少なく，与えられた社会的な役割の
モデルに従って人々は生きていた。人がどの程度道徳的であるかというこ
とについては，信仰の強さと罪の程度により，互いに判断していた。

　中世史を展望することは，キリスト教の貧民救済の伝統という観点から
のみならず，心理的な限界体験をより深く理解するうえでも価値がある。
聖人の出現，幽体離脱，天国の幻視という現象は中世の人々によく知られ
ていた。しかし，そのような幻視性の現象（ビジョン）は，悪霊憑きや病
気としての幻覚からは，どのように区別されたのであろうか？

　この点と関連し，ジャンヌ・ダルクと同時代のイングランドの女性マー
ジェリー・ケンプ（1373-1440）の例外的な人生が，一つには，女性が独立
して人生を生きる可能性について，さらには，性格が不安定で社会の中で
その異常さが際立つ人々に生じる危険性について，その具体例を示してく
れる。

神の試練としての病──『マージェリー・ケンプの書』

　マージェリー・ケンプは，1373年頃，今日のノーフォーク州にある港
湾商業都市ビショップス・リン〔訳注：今日のキングズ・リン〕に裕福な市
長の娘として生まれた。20歳で結婚したが，長男が誕生してすぐ後，憂
鬱と不安をともなう期間を体験した。その際，神の幻視が彼女の助けとな
った。続く数年間，醸造所や製粉所を作ろうとしたが失敗した。だんだん，
自分をはみ出し者と感じるようになったが，それでもさらに13人の子ど
もを産んだ。

　ケンプは信仰に，そして，自らをキリストの後継者と考えることに慰め
を見出した。長い協議の末，40歳のときに，誓約によって，夫婦として
の性的な義務から自らを解放した。ただし，彼女を生涯支えることになる
夫とはその後も同居を続けた。1413年に父親が死去し，それに続いてロ
ーマ，エルサレムへ巡礼の旅を行う中で，重い発作が度重なった。危機は

たいてい，瞑想の最中かその後に起きた。自らの身体を制御することが一部不可能な状態となり，叫び怒り狂うこともあれば，性的特徴をときに有するような幻視を体験することもあった。馴染みのないにおい，メロディー，光，熱を感じることも頻繁にあった。

　ローマでは，期待していた通り，キリストとの霊的な合一体験ができたが，帰国後，故郷では，その振る舞いは注目を集めることになった。

　　例　泣きながら体を前後左右にくねらせ，顔色が鉛のように青灰色になることから，ケンプの病気をてんかんと考えた人もいた。発作が起きると，人々は彼女の病気への恐怖から，彼女へ唾を吐きかけた。多くの人は彼女を嘲り，彼女が犬のように吠えると主張した。人々は彼女を侮蔑し，人々に多くの不幸をもたらしたと述べた。その結果，神への愛から彼女に食べ物や飲み物の世話をしていた人々も，軽蔑のあまり彼女を拒否するようになり，彼女に関する不愉快な話を聞いてしまったので，自分たちの家に来ないよう要求した（Ohnesorg 1999, p.27）。

　ケンプは，自叙伝を第三者に書き取らせたが，ビショップス・リンにおいては，社会から締め出されていた。発作によって，身体的な衰弱が顕著となった。1417年に異端の疑いで告訴されたが，高位の教会代表者のおかげで処刑は回避された。後年，問題はだんだん穏やかになった。数度の旅でヨーロッパの半分ほどを巡った後，1438年に自らの伝記を書き始めた。最晩年のことはほとんど知られていないが，1440年頃に死亡している。

　『マージェリー・ケンプの書』は，1936年になってようやく再発見されたが，これは英語で執筆されたものとしては，最も古い自叙伝である。ケンプの体験を幻視体験，神秘体験と解釈する学者もいるが，ケンプはヒステリーまたはてんかんを患っていたと考える学者もいる。ケンプ自身，自らの「気が狂っている」（"out of mind"）状態について語っており，自らの

やまいを神の試練であると理解していた。激しい叫びによって，自らがキリストの受難を深く再体験していることを表現している，と彼女は言う。ケンプと同じビショップス・リンに暮らしていた人々は，彼女は病気なのか，悪霊に憑かれたのか，あるいは，神の幻視に魅せられているのか，という問いと，この事態をどのように扱えばよいのか，という問いに直面したのである。

幻視，悪霊，幻影

中世の人々が，幻視を通じて直接に神を体験するという可能性を知っていたのは，聖書の範例を通じてのみではない。「教父」であり，個人と関連づけた神の概念を発展させ，さらには，すでにこの時代にキリスト教の悪魔学を作り上げたアウレリウス・アウグスティヌス（354-430）のような著名な神学者もそうした役割を担っていたし，あるいは，女子修道院長ヒルデガルト・フォン・ビンゲン（1098-1179）の個人的体験もそうした役割を担っていた。魂と神との接近という「神秘主義的」な教えは，経験重視の信仰形態であり，「スコラ学的」な理性重視の教会学問とは対照的であった。中世の文献には，幻視の報告が多数存在するが，光の出現，天使の姿，あの世への旅立ち，といった典型的な現象をともなっている（Dinzelbacher 2002）。

幻視体験を報告はするが，それ以外の点では健康と見なされていた人は，超自然な世界に対する特別な感受性を備えていると考えられていた。議論の対象となったのは，経験の形式ではなく内容であった。すなわち，その内容が神意にかなっているか，悪霊の影響を受けているかどうかが問題とされたのである。そして，これを決定するのは神学者であった。したがって，これらの幻視（ビジョン）現象は，今日回顧的にそれを見る場合においても，やはり幻視と名指すべきなのであって，今日の意味での幻覚と混同してはならないのである。

　医師の間では，視覚性の幻影は，マニアあるいはメランコリーの枠内で知られていた。しかし，医師はこれに対して特別な概念はほとんど用いなかった。今日の「幻覚」という言葉の由来になっている「アルキナチオ」という表現は，「たわごと」「夢想」など，多くの意味を持っていたが，医学の文脈では用いられていなかった。

　さらに，迷信が果たした役割も大きい。自然界は，ニンフ，森の小人，羽の生えた妖精など，生命に満ちていると思われていた。それどころか，人間と他の動物の特徴を併せ持つ獣人，たとえば，身体は毛で覆われ，夜間にうろつき，皮膚は毛と傷とこぶで覆われた狼男もいると思われていた。中世の医師は，そんな姿になった人を「狼病」と呼び，一種のメランコリーと考えた。

　超自然的な経験は，たしかに注意深く吟味された。しかしながら，それは今日とは大きく異なる文化的文脈のもとでの吟味であった。したがって，信仰への疑念が続いているという報告や，悪霊の囁きが疑われるといった報告があると，それらは人々に不安や疑念を起こし，罪深い精神的疲労（アケーディア）の疑いや，さらには，悪霊憑きや異端の疑いさえ生じた。悪霊憑き，つまり，悪霊によって魂が占められてしまうことは，霊的にも，社会的にも破局的な出来事であった。悪霊は，悪魔（サタン）の使者，堕落した天使，そして悪性の霊魂であるとされた。悪霊は，トマス・アクィナス（1225頃-1274）によれば，不信心者のみと取引をして，黒魔術に手を染めるよう誘惑する。長い間，罰としては，簡素な教会罰のみが与えられていたが，中世後期には，キリスト教悪魔学とキリスト教の罪理論が伝統的な迷信と結びついて，次第に，近世の魔女理論が現れてきた。悪魔と密に結託しているある種のセクトが存在していて，そのメンバーは死に値する。14世紀以降，こうした概念体系が，教会の崩壊現象を防御するためのイデオロギー上の前線を形成したのである。

　マージェリー・ケンプは，1417年以降，何度も逮捕や尋問を受けたことを，自叙伝の中で述べている。また，異端者として有罪判決を受けたと

いう。ケンプは，たとえばいつも白ずくめの衣服をまとうなど，その信仰実践は非正統的であり，標準的な実践から見ると周縁にい続けたのであるが，それでも，いかなる不法行為も証明されなかった。ケンプは正統派の教義への帰依を公言していたので，精査のうえ確固たるものとなった幻視者としての役割は，安定したものであり続けたのである。

> ▶ポイント　中世における幻視の報告は，社会的文脈と当人の状態によって，病気と見なされることもあれば，宗教的霊感と見なされることもあり，あるいは悪霊による霊感とされることもあった。

中世の医学

中世においては，明白な狂気が，常に神の罰と見なされていたというわけでは決してない。たしかに，旧約聖書には，「主はあなたを撃ち，狂気とし，盲目とし，錯乱させる」（申命記28章28節，ダニエル書４章１-34節も参照）とあり，新約聖書には，悪霊憑きの状態にあったゲラサの男たちの治療の話がある。彼らは明らかに狂気の状態にあり，イエスがその悪霊たちを豚の群れに追いやるまで，埋葬用の洞窟で暮らし，叫び，自分を叩いていた（マタイによる福音書８章28-34節）。しかしながら，神秘体験の定義の場合と同様に，狂気と憑依の区別の際にも，当人が体験している内容が重要であった。信仰が確かであれば，医学の領域の問題とされた。そして，精神に障害をきたしている者は，「精神が歪んだ（aberwitzig）」，「月に魅入られた（mondsüchtig）」，「頭が弱った（hauptsiech）」，「脳がいかれた（hirnwütig）」などと呼ばれていた。

正式な教育を受けた医師の治療を受けることができた者はわずかで，たいていは，理髪店か公衆浴場の理髪師を頼った。そこで，傷が手当され，瀉血〔訳注：静脈を切開して「悪い血」を出す施術〕が行われ，薬草や護符が配られた。民間医療とは違う学問としての医学のほうは，古代の伝統にも

とづいていた。脳は精神の機能（知覚，認識，記憶）の座とされた。身体と精神は微細な物質である「プネウマ」によって脳室で結びついているとされていた。「頭の病気」として五つの主要な種類が知られていた。すなわち，マニア，メランコリー，フレニティス，てんかん（エピレプシー），ヒステリーである。古代の疾患理論は，6，7世紀のビザンツ帝国の医師によって伝承され，中世盛期，アラビアの医師によって洗練されたのである。

アラビア医学

9世紀以降，バグダッドからスペインのコルドバにまで及ぶイスラムの支配が確立した。ペルシャの医師アブー・アリー・イブン・スィーナー（ラテン名アヴィケンナ，980頃-1037）による，1030年頃に完成した『医学典範』は，12世紀にラテン語に訳され，初期の修道院学校（たとえばモンテ・カッシーノ，ザンクト・ガレン，フルダの修道院学校）や世俗の医学校（たとえばサレルノ，モンペリエ）の基本図書となった。13世紀以降は，医学研究と教育の場は，11世紀に出現していた大学（たとえばパリ，ボローニャ，オックスフォード）へと移っていく。

古代医学の原則は，心の障害の治療法という点においても，広範囲に保持されていた。伝統的な食事療法と浄化療法（瀉血と催吐剤）と並んで，暗示療法と外科療法が知られていた。イブン・スィーナーは次のような事例を報告している。ある男性が，自分は牝牛だと信じていた。しかし，医師が肉屋のふりをして，まだやせすぎだね，と言ったところ，この男性は食事をまた食べ始め，まもなく治癒したとのことである。医師ではない理髪外科医の中には，患者の頭を切開したり穴をあけたりやけどを負わせたりして，病気の原因となる物質を排出させようとする者もいた。

修道院医療

ヒルデガルト・フォン・ビンゲンは，錯乱状態に効くとして薬草や呪文を勧め，また，頭部を温めるために帽子を勧めた。この女子修道院長の医

学における主著は，1155年頃に書かれた『病因と治療』という書物である。たとえば，てんかん（エピレプシー）に対して，彼女は，モグラの血液，粉末にしたアヒルのくちばし，ガチョウの足，肝臓，穀物粉，ヒメウイキョウの混合物を処方した。この処方は，体液病理学，魔術，民間医学が結合した典型例を示している。すなわち，モグラの血は，この動物と土との親和性によって効果があり，ガチョウの足は水へのほどよい近さにあるから効果があるということになるのである。

　古代末期以来練り上げられてきた気質理論は，ヒルデガルトにとっては特別の役割を果たしていた。四つの気質からなるシステムでは，臆病だが明敏な黒胆汁質者には土のような黒胆汁が，快活だが単純な多血質者には空気のように軽い血液が，怒りっぽいが勇敢な胆汁質者には火のような黄胆汁が，不活発だが辛抱強い粘液質者には水のような粘液が，それぞれ相当する。

　ヒルデガルト・フォン・ビンゲンは，病気のかかりやすさは総じて，原罪に対する一種の恒常的なメランコリーだと解釈し，学校医学を，魔術の要素，キリスト教の罪理論，民間療法と結びつけたのである。

　▶ポイント　中世の医学は，古代の知識，アラビア医学の影響，ならびに民間医療を基礎に置き，修道院学校や世俗の教育機関で教えられ，後には大学においても教えられた。

狂人箱と救護院

狂人箱

　しかしながら，あらゆる道徳的規範を逸脱し，暴れまわり，他人に危害を加える人々はどうなっていたのだろうか？　マージェリー・ケンプは，折々に自宅で拘束され，家族の監視下に置かれた。中世では，錯乱した家族構成員に対して家族全体が責任を負った。当時の法書，たとえば，13

世紀初期にまとめられた『ザクセンシュピーゲル』〔訳注：ドイツ東部ザク
セン地方の慣習法をまとめた，ドイツ最古の成文法。騎士以外の身分に関する「ラ
ント法（普通法）」と騎士身分に関する「レーン法（封建法）」に分かれる〕のラ
ント法第3巻第3項は，家族の監視義務，損害賠償義務を明言しており，
後見制度についてもすでに提案されている。

　当人を抑えきれなくなった場合，家の中で木の檻に閉じ込めた。市民の
中には，家の中で使用できる，そのような「部屋」あるいは「狂人箱」を
貸す者もいた。狂気の者は基本的には責任無能力と見なされていた。一過
性のせん妄，聾啞，高度の酩酊の場合，刑は緩和された。すべての種類の
軽犯罪，たとえば夜の静穏妨害は，短期間，市役所あるいは市壁内の鉄の
檻，「愚者の家」（ナレンハウス）で罰せられた。つまり，「ナル」（愚者）と
いう表現は狂気というよりは，個人的な悪徳と関係があったのである。

救護院

　貧しく，独居で，錯乱状態にある者は，貧困者用の教会病院に収容され
ない場合は，追放の危機が迫っていた。バグダッドではすでに10世紀に，
狂気の者に特化した施設として，そのような収容施設が提供されていた
（Schipperges 1993, p.170）。12, 13世紀にはヨーロッパでも多くの救護院が
設立され，次第に，それぞれの都市によって管理されるようになった。ロ
ンドンでは1247年にベツレヘム聖マリア病院〔訳注：後の通称ベドラム
（Bedlam），68頁を参照〕が設立され，1377年以降は，責任無能力者の若干
名を収容するようになった。そして1403年以降は，責任無能力の者を対
象に，9名の定員で専門治療を行うようになった。スペインのバレンシア
では，1410年頃，「狂人，精神薄弱者」の世話と介護用に「マニコミオ」
〔訳注：スペイン語の精神病院〕が設立されている。1439年には，ネーデルラ
ントの都市スヘルトーヘンボスの裕福な市民ライニアー・ファン・アーケ
ルが，"arme sinneloze mensen"〔訳注：オランダ語で「貧しく愚かな人々」の
意〕のために，小規模な介護施設の建設用に自分の遺産の一部を使うよう

遺言で命じ，1442年に開設された。1461年，"Dolhuis"〔訳注：オランダ語で「狂人の家」の意〕がユトレヒトに設立され，1477年には，"ungehursame Kranke"〔訳注：当時のドイツ語で「不従順な患者」の意〕を対象とした病棟が，フランクフルトの病院に設立された。

家庭での介護

　キリスト教の隣人愛思想の結果としての並外れた例がフランドル地方のアントワープ近郊のヘールに見られる。ヘールでは14世紀以来，精神に障害を持った人たちが，一般家庭での介護を受けてきたという証拠がある。その伝統は，狂気の者に対する女性パトロン，聖ディンプナにさかのぼる。ディンプナはアイルランドの貴族の娘だったが，彼女を虐待する父親から逃れてヘールに来たという。この地において，彼女は激怒する父親に抵抗したが，最後には父親によって殺されたという。ディンプナに敬意を表して，その地において，精神的社会的に不利な立場に置かれた人々が，今日まで家庭に受け入れられ，ケアを受けているのである（家庭での介護については72，130頁を参照）。

　以上のような最初期の施設の提供は，都市において市民の社会的責務が増大してきたことに対する応答として，推進されることとなった。「家庭で世話できない狂乱状態の者や"頭の病気"の者はどこへ行けばよいのか？」という問いに対する応答である。こうした流れが推進されたのは，当初は貧者の世話という方面からであった。とはいえ，はみ出し者や狂気の者に対する人々の態度は，中世においては，そのスペクトラムに相当な広がりがあった（Matejovski 1996, p.84f.）。社会の中に統合される方向へ向かうのか，あるいは社会から隔離されていく方向に向かうのかは，当人の社会的地位によって左右されたし，財産，家族のネットワーク，障害の程度，教会・民間医療・学校医学の解釈の影響によっても左右されたのである。

▶ポイント　フランドル地方のヘールでは，14世紀以来，精神に障害を持つ者は一般家庭で世話をされていた。15世紀初めのヨーロッパでは，病院での専門化した治療の場が，数は少ないながら誕生した。

第**3**章
ルネサンス
病院の中のメランコリー

　印刷の発明，アメリカの植民地化が，ヨーロッパにおける中世から近代への移行を画している。いわゆる「近世（近代初期)」はルネサンスと共に始まる（およそ1450-1600）。1500年前後の時代の大きな変わり目は，全ヨーロッパの社会と文化に影響を与えた。マルティン・ルター（1483-1546）のような教会批判者がプロテスタンティズムの基礎を築き，政治の中心はスペイン，ポルトガルへと移動し，都市部で早期市民階層による貨幣経済が発生し，教育を受けられる社会階層が拡大した。そして1510年頃，コペルニクス（1473-1543）が，太陽中心の観点から天体の動きを初めて説明した（地動説）。

　ルネサンスは，人間の新しい自己像を描いてみせた。教養あるヨーロッパ人は，伝統的な神学上の要請にますます従わないようになり，新しく登場してきた自然に対する説明を自らの立ち位置とするようになっていった。彼らは，自らを自律的で創造的な人間と見なすようになったのである。

　こうして，人間を「人格を持った個々人」と見なす「人間中心的（ヒューマニスティック)」な理解が強固なものとなっていった。そしてその際，人間の「愚かな面」や「狂った面」さえも考慮の対象となったのである。錯乱し仕事のできない者は，通常は家族の者に介護され，重症の場合は救護院で介護された。狂気の説明は，依然として伝統的な体液病理学によっ

てなされていた。おそらく，比較的軽い精神の障害は，日常生活の中で，現在よりも頻繁に人々の目に留まっていたと推測される。たとえば，彫刻家で金細工師であるベンヴェヌート・チェッリーニ（1500-1571）は，ローマのサンタンジェロ城に1527年に勾留された後（彼自身，そこで幻視を体験したが），監獄の所長に関する次のような出来事を語っている。

　　城守は毎年ある病気に襲われた。すべての理性が失われるのだ。最初の兆候が表れると，彼は次から次へとしゃべり続けた。しかし，気分は毎年違っていた。すなわち，あるときは自分は油壺だと思ったが，別のときは自分はカエルだと思い，カエルのように跳びはねた。また別のときは，自分は死人だと思い，自分は埋葬されるべきだと考えた。[…]今年は，次第に自分はコウモリであると思うようになり，散歩に行った時には，コウモリがいつも出すような小さな音を発した。そのほか，飛ぼうとするかのように，手と体を軽く動かし続けていた。医師と古くからの召使はこの状態に気づくと，すぐさま，思いつく限り気逸らしを提供したのであった。

　この引用の出典となっている，ベンヴェヌート・チェッリーニ（Cellini 2000, p.328）の自叙伝である『自伝』は，自叙伝というジャンルの変遷を示す素晴らしい例である。作者は今や，自分の仕事や生活世界の動向と関連づけて，自らについて語るようになったのである。生活世界と関連づけて自分を語る，という点は，南ドイツのニュルンベルクのある学者の，以下に紹介する体験報告にも当てはまる。

ニュルンベルクの陰謀？──ヒエロニムス・ヴォルフの物語

　1544年，フランケン地方の都市ニュルンベルクの市議会は伝統ある聖霊救護院に新しい教師を採用した。この教師，バイエルン出身のヒエロニ

ムス・ヴォルフ（1516-1580）は，12人の合唱隊生徒の担当で，同僚や上司に非常に好かれた。夜は勉強し，古典ギリシャ語やラテン語の著作を翻訳した。こうして，ヴォルフは28歳にして終身の職を見つけたように思われた。

しかし，採用後わずか1年で，重大な危機に陥った。ヒエロニムス・ヴォルフはこのことを，1564年以降に著した自叙伝『人生の変遷についての，あるいはよりよく言えば人生の浮き沈みについての短い報告』で語っている。それらの出来事は，今日，妄想的現象をともなう精神障害と解釈されることがある（Jung 2001）。

何が起こったのだろうか？　1545年12月，一人暮らしのヒエロニムス・ヴォルフは明らかに睡眠状態が悪くなっていた。夜な夜な激しい恐怖に襲われ，左目の視力は非常に弱かったが，右目も失明するのではないかという恐怖に囚われた。とうとう，ほとんど頸も動かせなくなった。日中，ヴォルフは「虫や，あるいは小さなクモのようなものが，食べ物の中に入った状態で出され，一方でワインは，しばしばビールのように泡が乗った状態で出される」ことに気づいた（Wolf 1998, p.73）。

ヴォルフは確信する。自分は魔女に呪術をかけられ毒を盛られている！この教師は，自分を妬んでいるだろう救護院のライバルに疑いを抱いた。攻撃から逃れるべくヴォルフは職を辞そうと決心するが，市議会によってシュヴァルツヴァルトの保養地に送られる。過労と「メランコリー」が原因と見なされた。保養地に着くと，治療者と契約した。この治療者は，ハーブティーを処方し，かけられた呪術に対抗する魔法として魔法の数珠を与えた。しかし，一時的に回復した期間の後，障害と愁訴はまた出現した。

さらに1年以上，ヴォルフはニュルンベルクで耐え忍んだ。その間，友人さえも，ヴォルフが「狂った空想」を抱いていると非難した。以前にもまして，ヴォルフは，自らを陰謀の犠牲者と考えるようになる。その疑いはさまざまな方向へ向けられた。とくに，救護院で臨終に付き添う役を果たしていたある修道士を，魔術師で，悪魔の手先と考えるようになった。

自分の食事に毒を入れたといって，薬剤師を非難した。彼はこのように考えた。「友人の中にも裏切り者がいるのかも。私が拒絶した女性たちが，復讐をしようとしているのかも。そういえば，通りで，ある『頭の変な』女が，通りすがりに声をかけてきた。『こいつだ，こいつが私たちが探している男だ』と。友人たちはかねがね，私が女性に対して奥手なことを不思議がっていたが，私は危険に無自覚だった」。

　こうして，1547年4月には状況は耐え難いものとなり，ヴォルフは最終的に辞職し，ニュルンベルクを去った。その後，ヴォルフはギリシャ古典の翻訳書を出版したが，これが有名になり，アウクスブルクで教師の仕事を得て，大商人ヤーコプ・フッガーの個人秘書として6年間働き，1557年にはアウクスブルクの聖アンナ・ギムナジウム〔訳注：ギムナジウムはドイツにおける中等教育機関〕の校長に任命された。その地においても，敵視されているのではという恐怖感が折々に表れたが，愁訴が強くなってきたのは老年になってからである。そして彼は金銭的窮乏に陥った。56歳のヴォルフを描いた同時代の木版画が残っている。この時期，すなわち亡くなる数年前，ヴォルフは声望ある人文主義者としての自らの成功した経歴を回顧することができていた（図表2）。

　ヴォルフの報告はさまざまな解釈モデルを提示している。第一に，ヴォルフは，「魔女に呪術をかけられた」ことを恐れていた。この考えは，魔女信仰や悪霊信仰という，精神医学史において繰り返し議論されたテーマとつながる。第二に，彼は治療者と接触していたが，このことは，学校医学に加えて，民間医療が提供していたものの重要性を明らかにしている。

魔女狩り──魔術的思考とイデオロギー

　ヒエロニムス・ヴォルフの追跡念慮および被毒念慮は，今日の観点からすると，彼の心の内的破綻を表現しているように思われる。ヴォルフは，いわゆる魔術も公式に研究しようとはしなかった。また，彼の上司や友人

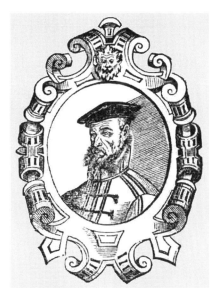

図表2　同時代に制作されたヒエロニムス・
　　　　ヴォルフの肖像

　たちもヴォルフの言うことを信じていなかったが，そのことは，彼らが賢
明な人々であったことを示唆している。というのも，当時は魔女の実在は
広く信じられていたからである。魔術的思考は当時の文化における共有知
識だったのである。治療として，暗示療法に人気があった。たとえば，護
符や水晶や動物の身体の一部を用いた儀式である。悪霊の力を借りたと見
なされた場合は，その魔術には刑罰が科される可能性があった。では，近
世に悪霊信仰が見られたのはなぜなのだろうか？
　12世紀以降，宗教的反体制の人たち（「異端者」）が大量に現れ，13世紀
には，教会の異端審問の基礎が確立された。それ以来，それまでは穏やか
な罰が科せられるだけだった魔術による不法行為は，1484年，教皇イン
ノケンティウス8世により，大罪であり異端，悪魔との契約であり死罪，
と宣言された。黒魔術を行うことができるのは，悪霊の助けを受ける不信
心者，つまり悪魔に魂を売った者のみである，と考えられた。このイデオ

ロギー機構は過激化し，1450年頃からいわゆる魔女狩りへとつながった。損害をともなうあらゆる出来事が，そしてあらゆる病気が，従順な証人の助けを借りて，評判の良くない者たちのせいにされ，裁判の対象になったのである。裁判は聖職者の裁判官の前で行われた。その際，被告の抗弁・弁護には制限がかけられ，証人の名は明かされず，拷問で自白が強要されることも稀ではなかった。その後で，世俗の機関によって判決が下されたのである。

　魔女裁判は，18世紀中頃までの300年以上の間に，何回もの波となって広がりを見せた。ヨーロッパ全体で死亡した犠牲者は約6万人，あらゆる階層，職業，年齢層に及んだ。そして，そのおよそ75％が女性であった。女性は，とくに悪魔の「幻惑」に騙されやすいとされたのである（Voltmer & Irsigler 2002, p.34）。

　1486年，『魔女に与える鉄槌』というタイトルで，魔女狩りに関する最も重要な手引書が出版された。その著者，ドミニコ会修道士ハインリヒ・クラーマー（1430-1505）は，いわゆる魔女や魔術師は，悪魔との契約，呪術，子どもの殺害，空を飛ぶための軟膏の使用に加えて，錯覚を引き起こすことができると主張した。そして，魔女が錯覚を引き起こすことができるというこの主張こそが，ネーデルラントの医師ヨハン・ヴァイヤー（1515-1588）による最初の根本的な魔女理論批判において，攻撃の的となったのである。

悪魔学の後退

　1563年に出版された主著『悪霊の幻惑，および，呪文と毒薬について』においてヴァイヤーは，いわゆる魔女の行為は裁判の対象になりえない，と主張した。なぜなら，告発された者たちは，たいていは，憂鬱（メランコリー）気質の者か，「愚者」か，あるいは老齢の女性であって，自らが悪魔に誘惑されたと空想しているにすぎないからだという。つまりヴァイヤーは，悪霊の存在は認めたが，被告とされた者の責任には異議を唱え

たのである。というのも，ヴァイヤーによれば，悪霊は，実際には悪魔が直接引き起こした損害について，その首謀者は被告であるという誤った印象を与えてくるが，被告は自らの情緒不安定性によって，この誤った印象から自らを守ることができないのである。

　ヨハン・ヴァイヤーの勇気あるテーゼは急速に広がり，19世紀には，精神医学の創設神話の一つになった。魔女であると誤って判断された精神障害者に対する医学的治療の道をヴァイヤーが初めて整えた，という神話である。しかし，有罪とされた者のうち精神障害者だった可能性があるのはごく一部でしかない。さらに，しぶとく生き残り続ける神話がもう一つある。この時代には，精神障害者はすべて悪霊の憑依と見なされていた，というものである。——しかしながら，そのような考えは，次節で述べる医学理論の実在からすると成り立たない。魔女狩りとは，精神医学上の（強制）措置の先駆者である，と考えられることもあるが（Szasz 1974），誤りである。実際には，魔女理論とは，マクロ社会が不安定な状態に置かれたある特定の時代において，教会が高度にイデオロギー的な規律を行使する道具であった。そしてこの道具は，それが誰に対してでも用いられうるという意味において，恣意性をともなった暴力という際立った特徴を帯びていた。また，よく知られている「魔女妄想」という言い方も矛盾があるように思われる。というのも，迫害者は通常名声のある教養人たちだったからである。法に則った彼らの行動は，通常の場合，何らかの個人的な病理に起因していたのではない。近世という時代は，権力の要求，偏見，そして社会的競争によって，社会的な危機が生じていた。彼らのとった迫害行動は，そのような時代を生きた人々の，全体主義的イデオロギーへの脆弱性に起因していたのである。ヒエロニムス・ヴォルフの場合，絶望の中で魔女理論を採用したのであるが，そもそも証人がいたわけでもなく，用心深かったために，法的な手段に訴えることはなかった。

▶ポイント　イデオロギーに後押しされた魔女狩りは，近世においてその絶頂期を迎えた。そして，ヨーロッパ全体で約6万人がその犠牲となった。たいていの場合，犠牲者，加害者の双方ともが，精神障害者ではなかった。

狂気なき愚かさ

この時代，いわゆる「愚者」は，魔女や魔術師の場合と比較しても，病人あるいは狂気の人と見なされることはさらに少なかった。この時代に登場してきた愚者文学の典型は，多数の図版が入ったゼバスティアン・ブラント作の1494年出版のベストセラー『愚者の舟』，そして，ロッテルダムのエラスムスによって1509年に執筆された教訓講話『痴愚神礼讃』であった。「愚者」は，すでに中世からはみ出し者であった。そして，「生まれながらの」障害を持つ愚者と，職業としての「宮廷道化師（宮廷愚者）」に分けられていた。さらに，謝肉祭での「ナレンツンフト」の伝統があった〔訳注：ドイツの一部地域の謝肉祭では愚者（ナレン）の面を被った人々が練り歩くが，職業組合（ツンフト）がこの出し物を提供する〕。

ゼバスティアン・ブラント（1458-1521）は，112例の「愚者」の種類を風刺的に記述し，このテーマに露骨に道徳批判的な転回をもたらした。愚かだとされるのは，たとえば過度の勉強，テーブルマナーの悪さ，インチキな治療，傲慢，浪費癖，恩知らず，である。古い身分制度との対比で，当世の風紀が乱れていることへと，その批判は向けられた。ブラントは，近世的個人の自己表現，とくに自己愛と自己中心主義を，神への疑いとして嘲った。それによって個人化の否定的な側面を表現した。すなわち，世俗化の後期段階や社会の市場化を推進する原動力であるところの「利己心」の帰結を表現したのである。社会の変化の結果は，それぞれの個人の弱さであるという新しい解釈がなされた。そしてブラントによれば，「持続的な愚かさ」のみが，罪へと，重大な社会からの逸脱や犯罪へと移行する。

これに対して，おそらくはこの時期の最も重要な人文主義者であるロッ

テルダムのエラスムス（1469-1536）も，自らの著書で，ブラントと同様に，さまざまなならず者や愚者の一覧表を示しているが，最終的にはキリスト教徒の確信という意味において，神の前ですべての人間は痴愚であるという。十分な謙虚さを備えていれば，あまりにも人間的な愚かさ，悪徳，放埒は許される。というのも，それは人間だという証だからである。ブラントの場合と同様に，エラスムスにおいても，非理性が「社会化」されている。つまり，ありうる行動として共同体の内部に取り込まれ，その時代の道徳的な枠組みに組み込まれているのである。

　驚くべきことだが，狂気というテーマは，愚者文学では，せいぜい片隅で現れるにすぎない。もっともそうでなければ，道徳的な警告は，そのような警告を認識することの価値や，規範としての力を失っていただろう。狂気について，ヨハン・ヴァイヤーやロッテルダムのエラスムスのような批評家が行ったことはといえば，せいぜいのところ，新しい文化原理の中に，軽減事由として狂気という題材を取り入れたことでしかない。つまり，狂気についての理論は，引き続き医学的問題として扱われていたのである。ただし，少なくともメランコリーの場合は，こうした傾向に加えて，称賛すべき人格特徴として理解される傾向がますます強くなっていった。

　　▶ポイント　愚者という近世の概念は，病気ではなく個人的な悪徳を意味していた。それは，個人主義傾向が高まるにつれて激しくなってきた社会的な軋轢を示している。

疾患学説とメランコリー理論

　ヒエロニムス・ヴォルフは，同時代の人には「憂鬱（メランコリー）気質」と見られており，彼自身も占星術にもとづいてメランコリー者であると感じていた。占星術は，この時代，マクロコスモスとミクロコスモス〔訳注：宇宙との対比として人間のことを指す〕との相互作用の理解にとって

重要な補助手段であった。ヴォルフの運命を決める惑星は土星，すなわち，メランコリーの星であったという。この星のおかげで，ヴォルフ曰く，「生まれながらの絶望」を負うことになったのであるが，一方では学識も身につけられたのである。後者については，「憂鬱気質はたしかに危険ではあるが，高度の才能に恵まれ，創造的である」という古代の哲学的伝統で説明される。メランコリー気質の者は社会から引きこもることによって，創造的思考に耽ることも可能となる。つまり，憂鬱には高貴な側面があるということになる。

ルネサンスの知識人には広く知られていたこのモデルは，彼らのアイデンティティの重要な立脚点であった。個人化という動きは，単に人生の明るい側面を把握しただけでなく，傷つきやすい側面も浮き彫りにした。アルブレヒト・デューラーは1514年にこのテーマを『メランコリアⅠ』という銅版画に表現した（図表3）。

メランコリー概念は，自叙伝に記された人生のさまざまな危機の説明モデルとなっただけでなく，16世紀半ば頃からは，このテーマで博士論文を書く医師が増加の一途をたどった。1586年にはティモシー・ブライトの『メランコリーに関する論考』という，このテーマについて標準的なものとなるような大部の著作が現れた。それでもなお，依然として，大学で教えられる学校医学は，その大部分を古代の概念に依拠していた。病気の類型学，解剖学，傷の手当てについては進歩が見られた。バーゼル大学のフェリクス・プラッター教授（1536-1614）は，包括的な医学の分類システムとしては最初期のものの一つを提示した。そしてイタリアのアンドレアス・ヴェサリウス（1514-1564）は，学生の前での解剖講義を始めることを通じて，当時はまだガレノスに大きく依拠していた人体に関する見解を修正した。

古い情報源を吟味し誤りを正したいという人文主義の要請は，医学という分野においても，典型的なかたちで表現されることになった。魂／心〔訳注：ドイツ語では両方とも「ゼーレ」〕の多様な働きについての「機能学

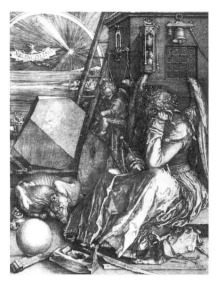

図表3　アルブレヒト・デューラー
『メランコリアⅠ』

説」は中世においてすでに知られていたが，これはそのまま維持された。
この学説によると，心理は，（理性，判断力，倫理，自由意志を備えた）精神
的魂と，（感覚，運動，知覚，理解，記憶を担当する）身体的魂に分けられる。
霊的な能力を有する精神的魂は，神経を通じて，そして神経を流れる「精
気」（ラテン語で「スピリトゥス」）を通じて，身体と常に交流している（魂
／心については16, 88, 106, 125頁を参照）。

「精気」は，ある種の微細な流体であり，身体の熱と呼吸が一体化する
ことから生じ，脳室に集まってくる，と考えられていた。この基本モデル
が，体液病理学および気質に関する説明体系と関連づけて用いられること
で，心の異常の説明という困難な事柄を可能としたのである。

分　類

古典的な「頭の病気」，たとえば（発熱のない）マニア，てんかん（エピ
レプシー），メランコリー，（熱と炎症をともなう）フレニティスは，身体的

魂の水準での「内的な感覚」（知覚，記憶，理解）の障害として表れた。そして，それらの病気はときには，神と結びついた精神的魂の身体的基盤を侵襲する可能性もあった。ただし，その場合，精神的魂そのものは病気になっているわけではないのである。そして，医学的に影響を与えることが可能なのは，身体的魂のみであった。その際，脳に存在する「近因」と，身体のその他の部分あるいは環境に存在する「遠因」とが区別された。

　この時代は，病気の治療を通じて，具体的な症候群についての知識が広まっていた。例として，重症かつ急性の錯乱状態の呼称としての「せん妄」という症候群が知られるようになっていた。たとえば，脳において過度に熱せられた黒胆汁によって生じるメランコリーの病的形態が，重度の意気消沈，知覚錯誤，理解障害をともなうメランコリー的せん妄にまで至るとされていた。

　そのような病像は，解剖所見で補強されることもあれば，人格特徴，来歴，罪と悪徳，職業，生活状態と関連づけられることもあった。ルネサンスにおける個人の「発見」があり，メランコリー気質に関する部分的とはいえポジティブな色合いを帯びた認識があり，古代の諸概念への挑戦も始まりつつあった。しかし，それでもなお，重症の精神の障害についての古典的な理解はほとんど変化しなかったのである。

　バロックへの移行期になってようやく，メランコリーというテーマの社会的な意義が普遍的になった。とりわけ，イングランドのエリザベス朝時代において，神学者ロバート・バートン（1577-1640）が，精神医学史上最も有名な著作の一つである『メランコリーの解剖学』という題名の書物を1621年に出版してからは，メランコリーというテーマは広く知られるようになった。気質と病気がここまで包括的に論じられたことはそれまでにはなかった。その際，病気としての側面に重点が置かれていたが，バートンによれば，病気としてのメランコリーは，社会全体を脅かしうるものであった。興味深いことに，バートンが自身をメランコリー者と考えており，「憂鬱を寄せつけない」ためにわざわざこの本を執筆したという。自身の

経験と専門知識のいずれもが同程度に，このテーマについての専門家としての資格をバートンに与えた。——今日，「自身の経験にもとづくエキスパート」として精神医学の専門家が多く登場しているが，そのことに似ている。

　学校医学の代わりとなりうるのは，ルネサンス期では，民間医療にほぼ限られていた。パラケルスス，本名テオフラストゥス・ボンバスト・フォン・ホーエンハイム（1493-1541）の仕事でさえ，生前にはほとんど知られていなかった。民間医療の市場には，傷を治療し，ありふれた薬を処方する職業的な浴場理髪師がいたり理髪店があったりしたが，さらには，白内障治療者〔訳注：濁った眼の水晶体を針で刺して移動させる治療法〕，行商薬売り，助産婦から，魔術師，錬金術師，いかさま師までいた。

　このような民間医療の広汎なレパートリーは，1527年以降バーゼルの町医者であったパラケルススの，大部の医学的著作の中に見出すことができる。ただし，パラケルススの著作で際立っていた部分は，体液病理学に対する決定的な批判と，当時としては先駆的であった化学の発想であった。化学の発想は，バロック医学に至りようやく導入されることになったのである。学校医学を基礎に置く諸要素とは離れ，パラケルススが健康と病気について解釈する際に，その基礎に置いたのは，身体を制御するものとしての精神的生命原理（「アルケウス」）であり，加えて，生化学的プロセスと，そのプロセスの不全が病気の原因となるとの考えだった。

　その際，パラケルススは，自然の側面だけでなく，個人と関連した影響も考慮した。すなわち，患者の類型によって病気の分類を補完したのである。そこには，ルネサンスの人格理論の精神の反映が見られる。パラケルスス（Paracelsus 1928, p.29-54）は，1524/28年に出版された初期の仕事『理性を奪う病について』で，五つの障害を区別した。てんかん，マニア，舞踏病，知性障害，慢性病である。最後に挙げた慢性病が表れるとされるのは，「ルナティキ（月に影響を受けた人々）」，「インサニ（出生前からハンディを負った人々）」，「ウェサニ（間違った生活習慣の人々）」そして「メランコ

リキ」である。最後に挙げたメランコリー者の場合，心と身体のバランスに障害があると述べられており，その説明には，悪魔学の理論は何の役割も果たしていない。決定的なのは体質的な諸因子であり，体液の濃縮された「蒸留物」であるとされる。つまり，自然の観点からの説明である。

　▶ポイント　ルネサンス医学は，民間医療に加えて，学校医学による複雑な病気の説明を知っていた。その説明は，古代の知識と気質学説を基礎に置くものであったが，気質学説の中ではメランコリー理論に重点が置かれていた。

貧者，病人，障害者

　精神の異常が顕著な人々は，家族が受け入れておくことが不可能になった場合，どこで，どのように世話をされ，治療を受けたのだろうか？16世紀後半には，各地域にそのような人々に特化した施設が，とくに廃屋となった修道院などを再利用して登場し，その数が増加した。

　宗教改革にともなう戦争，物価上昇，不作によって，国が経済的にも社会的にも困難に陥った時代にあって，公による健康福祉の重要性は増大した（Jütte 1991）。こうして，治療者の監督，いかさま治療の抑制，医師の身分の安定化を目的とした，最初の医療規定が登場した。「町医者」という職業が確立され，外科も技術改良によってその価値を増した（骨折手術，形成外科，切断術）。梅毒，ペストなどの伝染病は，生きた感染物質を仮定するという新たな理論によって，よりよく理解されるようになった。

　イングランドでは，1535年にヘンリー8世（1491-1547）が，最初期の貧民法の一つを制定し，物乞いを制限，あらゆる「浮浪者」に職を創出することを定めた。17世紀に多くの条項が修正された後，この法律は，救貧税，救護院，ワークハウス〔訳注：該当者を収容し仕事を与えていた施設〕の設立へとつながった。

救護院

　狂気の者に対する近世における施設として最も有名なのは，おそらく，1247年創立のロンドンのベツレヘム聖マリア王立病院であり，その収容能力は16世紀には20人以上へと増大した。1547年にはロンドン市が，この監獄に似た施設の所有者になった。そして，ようやく17世紀から，被収容者はそこで医師による治療を受けることが可能になった。1675年には，市内のムーアフィールズ地区に，この種の施設を代表する建物が新しく建設されたが，その入口の門の上には，「メランコリー」と「マニア」を擬人化した二体の記念碑的な石像が横になっていた。ロンドン市民には，この病院は有料で開放されており，市民は病院を積極的に参観した。このような参観者の往来は，狂気は管理可能であるということを市民に示すために，この病院では1770年まで認められた。

　17世紀には，原則として，貧しく，身寄りがなく，「精神に異常がある」者のみが，無料で収容された。一方で，市民と貴族は滞在費用を支払わなければならなかった。労働能力の障害の場合は，まずは，その者が育った家族が面倒を見る責任があった。病院へと機能転換された，かつてのヘッセンのシトー派修道院ハイナには，身体の病気の者や身体障害者に加え，「精神の狂った（wahnwitzig），月に魅入られた（mondsüchtig），気がふれた（sinnverrückt），悪霊に憑かれた（besessen）貧しい人々」も収容された。しかし，彼らは，「治癒不可能」とされることが多かった（Vanja 1997, p.32）。市民や貴族は自分の個室を借りることができたが，貧乏人や不穏な状態の患者は，広間で鎖につながれる覚悟をしなければならなかった。「狂乱状態（tobsüchtig）の者」は，別棟の暖房のある独房で過ごし，毎日，霊的（スピリチュアル）なケアを提供された（Midelfort 1999, p.330ff.）。

ヴュルツブルクのユリウス救護院

　カトリックの地域に属するヴュルツブルクに1579年，貧者，障害者，

病人のためのユリウス救護院が設立された。また，身寄りがなく，働けず，精神に障害のある者も介護された。1580年に発表された勤務規定によると，女性の介添人は，独房を掃除し，保温し，食事を提供し，鍵と鎖を管理しなければならず，また，物を居住者から遠ざけること，そして，患者を挑発しないよう各人の特徴を知ること，と定められていた。ヘッセンのハイナと違って，治癒可能な患者が優先された。鎖や隔離は，少数の危険な，あるいは自殺の恐れのある患者にのみ使用が考慮された。

　1629年までに4600人以上の患者がユリウス救護院で治療され，狂気の患者の割合が増加傾向にあり，その割合は４％から９％の間だった。図表４に示すように，狂気の患者のほぼ半分は「メランコリー」に該当していた（Midelfort 1999, p.377）。メランコリーを病気の体験として，治療上の挑戦として，そして研究上の問題として見なすことの意義は，この調査の期間中に著しく増大したが，メランコリー患者の占める割合は，1580年以降40年の間に，18％から82％に上昇している。メランコリーと記載された症例の中では，女性の数が男性を若干上回る。また，ユリウス救護院の入院期間は驚くほど短く，通常，数週間から数ヵ月で退院となっている。

治療手段

　では，どのような治療手段が用いられていたのだろうか？　標準的な方法は，身体の病気の患者の場合にも用いられていたのであるが，いわゆる「木材治療」であった。これは一種のサウナ療法で，病気物質を排出するため，飲水と南米産グアヤクの木からの蒸気を用いるものだった。ほかならぬメランコリーを患った場合には，伝統的な体液病理学にもとづく手法が固守された。すなわち，厳格な食事，生活習慣に関する指示が行われた。さらに，カッピング療法〔訳注：ガラスのカップで皮膚の一部を陰圧にして鬱血させる〕，下剤，瀉血のような治療手技も行われたし，他方では，樟脳，ヘレボルス〔訳注：キンポウゲ科の植物〕，ジギタリス，アヘン，あるいはベラドンナのような薬草も用いられた。

「狂気」の患者数		うち「メランコリー」の患者数		「メランコリー」の割合		
男	女	男	女	男	女	女／男
174	108	78	55	45%	51%	47%

図表4　ヴュルツブルクのユリウス救護院における症例数に関する代表的なデータ
（1580-1628）

　パラケルスス（Paracelsus 1928, p.63ff.）は，マニアに外科的，理学的手段を推奨した。障害の座が横隔膜近辺にあると思われていたので，そのあたりの皮膚に発泡膏〔訳注：外用することで水疱をつくる〕で孔が開けられたりした。また，純粋に精神に効果のある方法も用いられた。宗教的な教導，悪霊払い，会話，さらには音楽療法的試みもなされた。

　17世紀になると，医師の関心は化学物質（硫黄，ヒ素，水銀，酒石），そして侵襲的方法（たとえば水に沈めるなど）へと移っていった。しかし，治療法，施設のレパートリーは，18世紀に癲狂院という新しいタイプが出現するまで根本的な変化はなかった（薬物療法については13，112，141頁を参照）。

　すなわち16世紀には，狂気と見なされた者は，愚者の家にせよ，救護院にせよ，ただちに収容されることはなかった。むしろ，幅広い治療法の可能性があった。ただ，労働能力を欠いていたり，身寄りがなかったり，暴力的であったり，援助する者のいない者については，公的な介入や施設収容の必要性を考慮しなければならなかったのである。

　▶ポイント　16世紀には，都市においては医師の職業が組織化された。いくつかの病院では，精神に障害を持つ者が収容され，薬や心理的な手段で治療された。

第**4**章

バロックと啓蒙主義

癲狂院と神経病患者

「我思う，故に我あり」と，フランスの哲学者ルネ・デカルト（1596-1650）は，近代における意識の原理を定式化した。デカルトの「我」は——もはや，所与の観念や神による制御を通じてではなく——理性を働かせ，思考，懐疑，検証のプロセスを経ることで，自己になる。同時に，認識主体は，身体世界からラディカルに分離している。近代的な心身問題の発生である。

バロック時代において，この哲学的啓蒙の出発点となるものが出現した。それは17世紀の終わりにフランスとイングランドで始まった。啓蒙思想は18世紀の中頃からはドイツでも起こり，文化，政治，学問の広範な変化をもたらした。アイザック・ニュートン（1642-1727）が，包括的な自然科学的世界像の基礎を築いた。18世紀中頃，ヴォルテールが表現したように，「数学のコンパス」と「経験のたいまつ」によって，「存在の大きな鎖」は，合理的に透見可能で目録化が可能なメカニズムであるかに見えた。イマヌエル・カント（1724-1804）は，アメリカ独立宣言（1776）の8年後，フランス革命（1789）の5年前に，進むべき道をこう定式化した。「啓蒙とは，人間が自ら招いた未熟さから外に出ることである」（Kant 1784, p.481）。

進歩的な考えは，心のやまいに関する学問や治療にも影響を与えた。心

のやまいの諸形態が，植物学に類似した数多くの分類システムのもとで集積された。これに加え，全ヨーロッパに，数多くの，公立あるいは私立の施設が登場し，そこでは狂気の者が治療された。そして，狂気の者は，貧困者や犯罪者とともに収容されたのである。18世紀終わり頃，狂気の者のうちのある群は理性に戻れるのではないかとの考えが現れた。ある種の狂気の者は治療が可能であるというこの考え方とともに，1800年頃，近代的臨床精神医学が誕生した。

「神経病」の登場

　17世紀の医学は，身体および人間の病気の可能性について，多くの新しい考えに到達した。1628年の英国人ウイリアム・ハーヴェイによる大循環，小循環の発見が最も重要な業績と見なされている。1658年に赤血球が発見され，すぐ続いて心臓が筋肉であることが明らかにされた。1683年アントニ・ファン・レーウェンフックは細菌の様子を初めて記述したが，彼は顕微鏡を使ってそれを見たのである。

　解剖学者や生理学者も，改良された技術，実験，測定機器の恩恵を受けた。ジョヴァンニ・バッティスタ・モルガーニ（1682-1771）は破裂した血管が脳卒中の際の麻痺の原因であることを突きとめた。化学の進歩により，生体において呼吸，消化，酸塩基平衡に関する推測が可能になった。医師たちは，伝統的な脈の測定や尿の視診に加え，たとえば，血圧測定や胸の打診を通じて，症状，経過，原因をより正確に特定できるようになった。医師たちは，法医学鑑定人として活動する機会を増やすようになり，医学の名声を高めた。

脳研究

　この時代精神に対応して，マニアやメランコリーといった古典的な病像は，神経を圧迫する「不規則な」血流によって説明された。体液病理学は，

18世紀に至るまで生き延びたが，そこにはたえず新たな物理学，生物学，化学の概念が加えられた。一例として，神経の構造と機能が提示された。1664年，イングランドの医師トマス・ウィリス（1621-1675）は，脳の正確な解剖研究で近代的神経学の基礎を築いた。ウィリスは，伝統的な魂の諸区分を脳のさまざまな領域に対応させた。こうして伝統的概念と化学的概念が結合した。たとえば，メランコリーは脳神経への血圧の劣化，あるいは「精気」を刺激し燃え立たせる血中の硫黄粒子の熱による乱れから生じるとされた（Kutzer 1998, p.182ff）。

　感覚と知覚を意識形成の出発点と考える感覚主義という哲学的思想の傘の下で，「刺激反応性」（筋肉の興奮）と「感受性」（神経による興奮伝導）という概念が重要になってきた。生命力の「流体」を導く「神経線維」は，微小な，透明で中空の繊維の束と考えられた。そして，神経線維の状態から人間の体調が推測できるとされた。脳全体は，そのような神経管による系（システム）と考えられていた。激しい情念や興奮の結果，繊維は緊張したり弛緩したり，高反発や低反発の状態になったりして，それに応じて強い感情や弱い感情が生じるというのである。マニアやメランコリーや熱性の病態も，このモデルに従って説明された。そして，重篤な病気に加えて，いわゆる軽度の「神経障害」が重要度を増してきた。消耗状態，神経過敏，心気症（ヒポコンデリー）といった診断が，時代の流行となった。スコットランドの医師ジョージ・シェイン（1671-1743）は，「のぼせ（vapeurs）」や「不機嫌（distempers）」などと言われた問題に，有名な著書『イングランドの病気』を捧げ，次のように定義した。

　　これらの病気は，もっぱら神経性のものと言われているが，それは正しい。なぜなら，その症状は，神経系とその繊維が明らかに弛緩し，障害があることを示しているからである（Cheyne 1733, p.14）。

こうした文明病はほとんどの場合は私的に治療されていたが，シェイン

は，運動，食事（果物，ミルク，穀物），薬物（たとえばミネラル，オイル，苦い飲み物）からなる，規則的な「ウェルネス」プログラム〔訳注：ウェルネスとは，単に病気の除去という意味での健康観を超え，健康の最適化を意味し，近年拡大を続ける健康産業の基盤となるコンセプトである〕を処方した。

精神病〔訳注：精神病はPsychose（独），psychosis（英）の日本語の定訳であったが，ICD-11の日本語訳の公開を機に「精神症」に変更となった。本書では，「精神病」の旧訳を用いる〕

　神経病の理論は，最新の自然科学的知識にもとづいており，重度の障害，いわゆる「せん妄」（デリリウム）の理解にも影響を与えた。17世紀以降に現れてきたせん妄という表現は「急性精神病」の概念の最も重要な先駆となり，責任無能力，「知性喪失」，「錯乱状態」の状態を意味した。

　せん妄は二つの観点から考察された。一つには，せん妄とは，錯乱と知性喪失をともなって出現する特定の症候群と考えられた。たとえばせん妄は，マニア，メランコリーのようなさまざまな障害に際して出現する。もう一つは，固有の独立した病気としてのせん妄である。この二重の機能からして，せん妄という概念は，啓蒙による理性の時代において，狂気概念の縮図となった。

　同じ頃，軽症の神経障害の広がりと社会の発展との間に，人々は関連を見出した。すなわち，人間の本性からの疎外，都市生活，暴食の結果として，そして市民層の運動不足によって，そのような関連が生じていると考えたのである。フランスの哲学者，ジャン＝ジャック・ルソー（1712-1778）は，社会の不平等，道徳の崩壊を痛烈に批判した。1762年にルソーは，ラディカルな人民民主主義の草案〔訳注：『社会契約論』のこと〕を書き，これが後のフランス革命のモデルとなった。

メスメリズム

　このような風潮の中，一方で1780年頃のパリの人々は，オーストリア

人フランツ・アントン・メスマー（メスメル）（1734-1815）のような謎めいた治療者を信頼する準備ができていた。メスマーはほかならぬ神経障害における緩和を約束したのである。普遍的な「磁気の流れ（磁気流体）」を仮定し，人工磁石を接触させることで，患者がリラックスすると考えた。助けを求める人々の公開治療の場で，センセーショナルな演出により，その人々のトランス状態と危機的状況を誘発した。実際，こうした状態の後，慢性病ですら改善することがしばしばあるように見えた。もっとも，フランス最高の科学者陣で構成される二つの委員会は，新しい物理学的な力を発見したというメスマーの主張の正しさを認めることはできなかった。それでもなお，メスマーの学説は全ヨーロッパで19世紀に入っても議論された。今日，メスマーの暗示的治療術は，医師の会話術や宗教的な魂のケア（スピリチュアル・ケア）と並んで，現代の心理療法の先駆けとされている（心理療法については28，124頁を参照）。

　感覚主義の構想は，医学の学説と治療の場で古い体液理論と結合し，ヨーロッパ中に広まった。というのも，この構想は解放的な自然科学的概念と受け止められたからである。この考え方によれば，人は誰もが，自らを自然存在として，そして他のどの人間とも同等の存在であるとして——神学上のドグマや権威に頼る必要などなく——理解することができた。このような考え方に対する批判は珍しく，例を挙げるとすれば，「精気」や傷ついた神経線維を虚構と見なした，プロイセン王の侍医ゲオルク・エルンスト・シュタール（1659-1734）くらいであった。シュタールは，今日の心身医学・心身相関にほぼ相当する構想を抱いていた。すなわち，病気は，身体の乱れた平衡を調節するために魂が用いる手段であり，医師のすべきことは，患者の自己治癒力を十分に支えることに尽きると考えていたのである。

　啓蒙時代の科学楽観論は，しかしながら，重篤な精神障害の領域で典型的な限界に遭遇した。一例として，ロンドンの聖ルカ病院の病院長であったウィリアム・バッティ（1704-1776）のアプローチが挙げられる。バッテ

ィは今日，多くの精神医学史家から，改革者にして革新的な治療者であったと見なされている。1750年頃より，一部の医師の間では，実践的・理論的な専門的関心が高まりつつあった。精神医学誕生の前夜の発想と言えるが，バッティによる1758年出版の『狂気に関する論考』も，このような傾向を体現する著作である。「指導は医学に勝る」というモットーで，バッティは黎明期の環境療法の構想を擁護したが，彼の理論的見解には矛盾があった。

原因学説

　この英国人の考えでは，障害があるのは知性そのものではなく，知覚刺激を伝達する神経系が物理的に損傷するのだった。バッティ（Battie 1758, p.44）は狂気を二種類の基本型に区分した。すなわち，「原発性狂気」は，「もっぱら神経物質の内的な障害によって起きる」。一方「続発性狂気」は，外部からの影響，すなわち脳損傷，中毒，過度の情熱によって説明可能だとされる。二番目の種類の狂気はかなりのところまで治癒可能だが，おそらくは遺伝的で，いずれにせよ外的原因なしに生じる「原発性」のものは，通常は治らない。以上がバッティの主張である。

　この英国人は実践的な人物であった。自らが行っていた比較的人道的な治療の枠内で，「原発性」の病気に関して外的な原因を捉えることがまったくできなかったことから，おそらく器質的で，（そして治癒不可能な）未知の「内的」原因がそこに存在する，と推測したのである。この循環論法的思考は，今日なお一部で用いられるが時代遅れのものとなった「内因性精神病」という表現の先駆けの一つである。バッティは，内的な神経の損傷が，激しい感情や感情の葛藤によって生じうるかどうかには答えなかった。そして「治癒不能」な慢性の患者ではなく，「治癒可能」な患者に医師の注意を向けさせたのである。

▶ポイント　18世紀，啓蒙時代には，ますます多くの医師が，軽重を問わず精神的な病気を神経物質の障害の結果として理解するようになった。

合理主義と分類

人間は自然の一部であり，さらには人間の理性と自己形成，そして自然権も自然の一部である。啓蒙主義者はこのような考えに魅せられた。18世紀の終わり頃，改革者の中には，譲渡不可能な基本権，人権を，狂気の者にも帰属させ返還しようと試みる者たちがいた。この展開は，散発的に発生し——とくに地方においては——通常の医療実践と矛盾したが，今日に至るまで，我々が「精神医学」という名で知っている制度の自己像を決定づけている。病気を持つ当事者が主体として認識されるべきである，というのが，この展開における基本的な考え方である。では，その際，当事者たちの状態は学問的にどのように分類されたのだろうか？

イマヌエル・カントにとって，重症の狂気とは，誕生の時点からの障害であるように思われた。1798年，カントは狂気を，人間が持って生まれた自然な能力の障害として説明した。狂気の者においては，精神的な素質が初めから弱く，欠乏が支配的である，と考えたのである。その理由をカントは以下のように述べる。

　狂気の唯一の一般的な特徴は，常識ないし共通感覚（センスス・コムニス）の欠如と，共通感覚に反して現れる論理的な独自感覚ないし私的感覚（センスス・プリウァトゥス）である。ある人には，たとえば，明るい昼間に，その場にいる他の人たちには何も見えないのに，机の上に光が輝いているのが見え，あるいは，他の誰にも聴こえない声が聴こえる（Kant 1998, p.153）。

カントによれば，外部から遮断された私的世界への後退が，狂気の中心

的特徴である。カントはこの現象を非常に明敏に記述してはいるが，その
ような欠陥は遺伝的なものに違いないと結論してしまい，遺伝負因のある
家族には結婚を勧めなかった。

　自然の合理的な秩序原則に対する関心は啓蒙思想の核である。植物学を
モデルとした病気の医学的分類は，世界の仕組みは理性的に見透せるとい
う見解に対応している。しかし，それを診断として使用する際には，患者
の個人的，社会的現実を概念上の構築物に還元してしまう危険があったの
である。

診断分類

　医学的分類の試みの一つの例が，スコットランドの医学教授ウィリア
ム・カレン（1710-1790）に見られる。1786年に出版された大部の著作にお
いて，カレンはすべてのもっぱら心に関する障害を「神経病（neurosis）」
と命名した〔訳注：カレンが用いたneurosisという言葉は，のちに精神分析の中
心概念としてカレンとは大きく異なる意味で用いられるが，その際の日本語の定訳
は「神経症」である〕。発熱あるいは解剖学的な変化のないこれらの障害を
カレンは四つに分類した。

　１．昏睡性疾患（卒中，麻痺，振戦など）

　２．無力性疾患（失神，心気症，消化障害など）

　３．けいれん（てんかん，恐水病，ヒステリーなど）

　４．情性疾患（知性の障害，マニア，メランコリーなど）

それぞれの群はさらに下位分類された。「情性疾患」の分類だけでも，
12種のメランコリーと６種のマニアが記載されていた。メランコリー者
の知性の障害は部分的なものに留まるが，マニアの場合，狂気は全般的で
あるとされた（Cullen 1786, p.340ff）。医学全体で何千もの疾患カテゴリー
を含むような類似の分類システムがいくつもあって，さらに，それらは組
み替えられていき，そのままの形で長持ちすることはなかった。

　医学的アプローチと並んで，18世紀を通して，重度の精神のやまいに

ついての神学上の解釈も存在した。狂気は神による罰であると解釈され，宗教的な教育や義務履行が治療手段と考えられていた。イングランドでは，そのような専門家は「僧職のマッドドクター」と呼ばれていた。さまざまな宗教的コミュニティが，精神のやまいを持つ当事者たちの世話をした。18世紀末，ヨークにおいて，影響力の大きい新たな治療モデルを発展させたクエーカー教徒が，その一例である。ただし，医学の理論形成という点では，これらのアプローチはほとんど役割を果たさなかった。

癲狂院での治療──イングランドでの改革

　旧い教会や都市の貧民救護施設と並んで，18世紀の前半以降，次第に保護施設（アサイラム）と刑務所を足したような施設が建設され，犯罪者，ホームレス，乞食，障害者が，貧しい狂気の者とともに収容された。そのような，刑務所，ワークハウス，癲狂院の複合体（英語"house of correction"，仏語"hôpital général"）は，蔓延する浮浪者，盗賊，乞食を法的に防止する点において，また，貧民扶助のための国家予算の負担を軽減する点において，国家や経済の利益にかなっていた。──著しく増加する人口のうち，貧困層の占める割合は20〜50％と推定されていたからである。

　どのぐらいの数の精神障害者がこの混合施設に収容されていたのかの詳細は不明であるが，10〜40％と想定されている。この事実にもとづき，フランスの歴史家であり哲学者であるミシェル・フーコー（Foucault 1961, p.68ff）は，後の精神病院精神医学の確立を医学の進歩という観点からのみ考えないように警告している。同時に，このような施設は，狂気の者に対する絶対主義的な規律化の精神と，狂気の者を犯罪者と同様に扱うという精神から生じている，とフーコーは述べる。ただし，18世紀のヨーロッパには，非常に多様な施設が存在し，多彩な治療プログラムが実践されていた。

ベスレム病院

イングランドでは，「凶暴で危険な『狂人』」に対する地方自治体の措置と予算が1747年にすでに法律で定められていた。英国における最大の施設，イースト・ロンドンにある，通称「ベスレム（Bethlem）」あるいは「ベドラム（Bedlam）」で知られたベツレヘム聖マリア王立病院では，18世紀後半，年間150人が治療され，そのうち3分の1は治癒可能とされていた。建物は男性棟と女性棟に区切られ，収容者は性別に分けられた後は，回廊内を移動できた。この回廊に面して個々の房が設けられていた。この建物様式は，ウィリアム・ホガースの連作絵画『放蕩一代記』の1735年の銅版画版から見て取れる（図表5）。1734年以降，ますます定員超過となっていった病院は，不治の者のための部門を持つようになった。ただし，被収容者は少なくとも12ヵ月間一般棟に滞在してからそちらに移されることになっていた。

環境療法

18世紀後半には改革が始まった。ウィリアム・バッティは，1735年に開設された聖ルカ病院で，安静，鍛錬，中程度の労働を通じての，一種の環境療法を行った。収容者は清潔な環境に置かれ，妨げとなるような影響から保護され，訪問者も許可されず，故郷から離れて治療を受け，消化のよい食事を与えられていたという。ただし，重症患者は監禁しておくしかなかったようである。バッティが強く批判していたベスレム病院と同様に，けいれん止め，催吐薬，下剤が使用された。

私設精神病院

これとはまったく異なる種類の施設が，イングランドにおいて私的に導入された「マッドハウス」である。この比較的小さな民間の営利企業は，支払い能力のある顧客層に特化していた。通常，一人の指導医と複数の介護人が置かれていた。1744年から，施設は国の監督下に置かれ，30年後

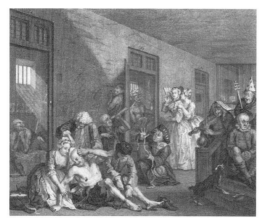

図表5　ウィリアム・ホガースの描いた
ベスレム病院（1735年）

には，そのような施設が全国で17ヵ所存在していた。さらに19世紀まで
何度も国により委員会が設置され，免許を与え，法令や治療基準を定めた。
治療は，体液病理学と感覚主義のコンセプトに従っていた。瀉血，催吐薬，
下剤，けいれん止めが，神経の圧なるものを下げると考えられていた。鎖
での拘束，薬物による強制治療も実施可能な治療であった。イングランド
の医師ウィリアム・パーフェクトは1789年，つまり後期啓蒙時代に至っ
ても，樟脳，アーモンドミルク，硝石，酒石，煤チンキ，電気の使用を，
さまざまな種類の「狂気」の治療に推奨している。

患者文学

　当時の私的施設における自らの治療について報告する，元入院患者の手
記がいくつか存在する。早期の例として，1714年に著者の死後出版され
たジョージ・トロスによる『ジョージ・トロス師の生涯』というタイトル
の自伝がある。まだ成人になったばかりの頃に挫折を繰り返し，出来事を
宗教的に解釈するようになり，南イングランドのグラストンベリーの私的
施設で治療を受けて成功した顛末が，印象深く記述されている。

後に出版された記録では，施設における個人の基本権の制限（拘束，郵便検閲，個人所有物没収）に対する批判や職員の無知に対する批判，「狂気から利益をむさぼること」への批判が大きなウェイトを占めるようになっていく。一例は，1774年に出版されたサミュエル・ブルックショーの論考『私設精神病院における不正な虐待に関するさらなる証拠』である。織物商人である著者は，自分に対して陰謀がなされたと推測しているが，窮乏状態に陥り，自らの意思に反して9ヵ月間，私設の「マッドハウス」で強制治療を受けた。この報告は，自らの権利回復と，法的な損害賠償請求の根拠づけとを意図して書かれた。

　啓蒙期の英語による患者文学は，自身の障害の体験と治療を公に語る，という新しい可能性を示している（Brückner 2007, p.306ff）。すでにこれらは，19，20世紀の患者運動に由来する後の時代の記録に類似するものとなっている。また，ドイツ語圏からの自己証言もある。有名なのは，ベルリンの哲学者フリードリヒ・ニコライ（1733-1811）によって1799年に出版された，幻覚体験の自己分析である。

　▶ポイント　英国の早期市民社会では，1750年以降，関連法が定められ，ウィリアム・バッティによって環境療法的アプローチが実施され，多数の私設の治療施設が設立され，患者文学が生まれた。これらのことは，精神医学の活動領域の誕生の証拠となっている。

絶対主義的社会政策としての排除

　ドイツの侯国や小領邦国家では，刑務所，ワークハウス，癲狂院の複合型としての施設が，18世紀の初め3分の1の時期以来導入されるようになった。例としては，バイロイト侯国ザンクト・ゲオルゲン・アム・ゼーに1713年から計画されていた刑務所兼ワークハウスがある。辺境伯ゲオルク・ヴィルヘルム（1678-1726）の意図は，領民を強盗，略奪，襲撃から

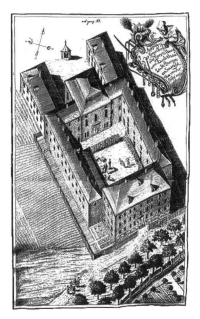

図表6　バイロイト侯国で1735年に
設立された施設

守ることであった。——つまり，これは基本的には，社会問題，行政政策
の問題を解決しようとする試みであった。1735年に，かつての陶器工場
の跡地に建物が完成した（図表6）。

　職員は，管理者，一人の聖職者，付属する大理石工場のオーナー，職人
や介護人たちからなっていた。新しく収容される者は，まず30回のむち
打ちの刑に処された。施設の収容力は200人で，国外追放も死刑判決も受
けなかった犯罪者，不従順な使用人，酔っぱらい，養育困難児，さらには
「自由状態では自分自身や他人に危害を加えるメランコリー者や狂気の者
を，保護監督状態に置く」ことを目的としていた（Riedel 1750, S64）。

　この定義の中には，精神疾患患者に対する今日の民法の核となる基準が
含まれている。すなわち，国家は自他に危害を及ぼす恐れのある当事者を
保護監督する任務を，特別な，国権を備えた施設に移譲するのである。バ

イロイトでは，狂気の者は他の収容者とは「別扱いされていた」。彼らは入所料を払わねばならなかった。かといって医療的介護など存在しなかった。独立した癲狂院がバイロイトに初めてできたのは1783年になってからであった。他の男性収容者は大理石工場で労働し，女性は縫物や手仕事に従事した。糸紡ぎの仕事がこの種の施設には典型的なので，「糸紡ぎ（シュピネン）」という語は，次第に狂気を表す俗語になった。18世紀半ば以降，いくつかの施設は訓練を受けた職員を雇用するようになり，職員の数も増えた。そして，定期的な医療的介護が受けられるようになった。

家庭での介護

精神が損なわれ，限られた労働能力しかない人々の大部分は，18世紀においても依然として家族によって介護されていた。これが不可能になったときや明らかな危険が迫っている場合にのみ，そのような人々は癲狂院へ移された。混合施設は，当事者を出した家族の負担軽減，貧者を援助する経費を節約し，公共秩序を維持するための，絶対主義的社会政策の典型的な手段であった（家庭での介護については38, 130頁を参照）。

中央集権のフランスでは，集合施設はドイツの小領邦国家のものと比べるとかなり大きく，その政治的機能はより明確だった。それゆえミシェル・フーコーは，18世紀の狂気の者の「大規模な監禁」がなされたという言い方をしたのである。しかし，このテーゼは，フランスの状況に限られたことであった。他の国では，類似の構造はたしかにあったものの，それぞれかなり異なっており，たとえば英国では，施設の改革や治療上の革新は可能な状況にあった。

▶ポイント　18世紀では，精神に障害があって，家族や私的施設で介護が不可能な者は，貧者，ホームレス，犯罪者とともに，刑務所，ワークハウス，癲狂院の混合施設に収容されることが多かった。

近代精神医学の前夜

　啓蒙主義の進展，自然科学の成功，哲学的合理主義，初期資本主義経済，そして民主主義的国家体制への道を開いたフランス革命ともに，1790年頃以降，「狂人」の社会的状況も，盛んに議論されるようになった。問題の中心にあったのは，以下の二つである。一つ目には，伝統的な治療と収容施設の改革が緊急に必要であるように思われた。二つ目には，彼らは「道を踏み外した結果として狂人になった」人，すなわち病人ではあるが，しかしながら原則として，彼らも自由な同じ人間であり，何よりも医学的かつ教育的な治療を必要としている人間である，と人々は考えようとしたのである。

　医学はいろいろな専門の科に分かれ，たとえば，出産を専門とする病院や，子どもを専門とする病院がつくられた。そして，まもなく，心の障害の領域を扱う専門の病院がつくられた。始まろうとしている臨床精神医学の重要な開拓者が，フランスのフィリップ・ピネル（1745-1826）とイングランドの茶コーヒー商人ウィリアム・テューク（1732-1822）であった。

　フィリップ・ピネルは，田舎医者の息子であり，フランスの私設精神病院で最初の経験を積み，ジャコバン派の「恐怖政治」に至るまで，フランス革命の思想を支持していた。1792年以降，大規模で悪名高いパリの収容型精神病院ビセートルで指導的役割を果たした。この病院では，1770年に拘束服が考案され，1792年にはギロチンが試され，そして，1836年の閉鎖まで，犯罪者も収容されていたのである。ピネルには，たとえば，1876年のトニ・ロベール＝フルーリーの絵画のように，さまざまな言い伝えや図像で後世に伝えられた有名な伝説がある（図表7）。

　ピネルは，収容されていた者の幾人かを鎖から解放しようしたと言われている。1793年5月24日，この問題を管轄した政府の監視官ジョルジュ・クートンは，ビセートルの状況に驚愕し，ピネルがそのような「獣」

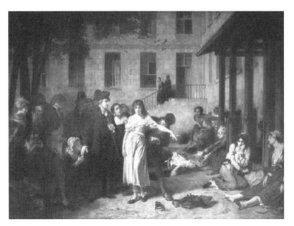

図表7 トニ・ロベール＝フルーリー『狂気の患者を鎖から
解き放つピネル』（1876年）

を解き放そうとしていたので，ピネルに対して自分自身が狂っているので
はないかと尋ねた。ピネルは，確信をもって，この者たちのこのような荒
廃状態はただ自由と新鮮な空気が不足していることが原因だと答え，監視
官は，したいようにさせたという。実際は，この逸話はピネルの息子から
出た神話であって，史実だと確かめられてはいない。そもそもクートンは
当時まだパリにはおらず，鎖を外したのはピネルの助手，ジャン＝バチス
ト・ピュサンであった（Kohl 1996）。

　「ピネル神話」が精神医学の歴史的自己像になってから久しく，精神医
学は，自らが啓蒙主義の遺産であると主張している。しかしながら，啓蒙
の結果は両価的であった。市民の時代になってから新たな矛盾が出てきた。
貧しい者と所有する者との間で，保護と暴力との間で，「治癒不可能」な
患者と「治療可能」な患者との間で，心理社会的手段と医学的手段との間
で，矛盾が生じてきたのである。

　フィリップ・ピネルは自身の新しい治療法「モラル治療」を，1801年
に出版された著作『精神的疎外あるいはマニアに関する医学的・哲学的論
文』に記した。彼は，患者を注意深く長期にわたり観察し，通例とは異な

って「メランコリー」ではなく「マニア」にその関心を集中した。そして，過度の感情がこの病気の原因であると考え，「妄想をともなわないマニア」というカテゴリーによって，パーソナリティ障害概念の先駆けとなる概念を生み出した。治療にあたっては，「医師にありがちな独断的な姿勢」を放棄した。精神面に「道徳的に」影響を与えることによって，病気についての患者自身の理解を促そうとした。つまり患者は真剣に受け止められるべきで，そして，人間らしく治療されなければならない，とピネルは考えたのである。

環境療法

ピネルは，先駆者であるウィリアム・バッティよりもはるかに明確なかたちで，パターナルな環境療法を提唱した。すなわち，故郷を離れた穏やかな住環境，健康によい食事，身体労働，規則正しい日常といったものである。不穏な患者，攻撃性ある患者には隔離や身体拘束を行うことも可能であった。このアプローチの成功により，ピネルは，今日まで，臨床精神医学における中心的な創設者の一人と見なされている。

この時代において同様の意義を持つ人物は以下の者たちぐらいである。ヴィンチェンツォ・キアルージ（1759-1820）は，すでに1788年にフィレンツェで狂気の患者を鎖から解放したと言われている。ハレのヨハン・クリスティアン・ライル（1759-1813）は「精神医学（Psychiatrie）」という言葉を作った。そして，ウィリアム・テュークは，イングランド北部のヨークに小型で最新の施設を設立することに大きく寄与した。

ヨークでは，「道徳的」心理社会的環境療法が強力に実施された。1791年，クエーカー教徒のハンナ・ミルズが市立の癲狂院で死亡した。事業家であり，慈善家であったウィリアム・テュークは，そのような出来事が将来起きないようにと，精神に障害を持つ信徒のための私設の施設を田舎に建設した。その「リトリート（静養所）」では，鎖も拘束服も使用されず，また，他の伝統的な医療処置も行われなかった。温浴療法さえも行われな

かったのである。入居者は最初は3人，後には8人となったが，職員らは，彼らのために家族同様の雰囲気を作った。

道徳療法

理解と善意という基本的態度。常時の見守りと行動の制御。霊的（スピリチュアル）な会話。自然の中での労働。目的にかなった訪問者との接触。組織的に生み出された従順，そこには処罰される恐れや隔離の可能性も含まれる。これらのことが，収容者の自制心，自尊心を回復させるために行われていた。患者は，理性を与えなければならない者として，つまり，未成年の子どものように扱われた。このコンセプトは急速に知れわたり，1816年に行政機関が調査を行った後，ヨークの旧い癲狂院のすべての職員は解雇され，テュークのリトリートにその施設の再建が委ねられた。

フランスと英国の「道徳療法」ではその重点が異なっている。すなわち，フランスでは臨床的・医学的治療，英国では霊的・宗教的な再社会化が重視された。しかし，両者に共通して，単なる排除施設とは質的に異なっている点があった。外からの強制を「内面化」させることによって「自制心」を導くこと，個々人の回復への要求，そしてパターナルな教育思想，という点である。

施設に収容されていた大部分の狂気の者は，19世紀に入っても地下牢や広間で，鎖や無効な治療法によって厳しく統制されていた。その一方で，「道徳療法」は，始まりつつある臨床精神医学の自己理解に属する。臨床精神医学は19世紀初めに確立され，次第に，精神病院での実践や大学での研究によって，医学の一専門分野として認められるようになったのである。

▶ポイント　フランスのフィリップ・ピネルと英国のウィリアム・テュークの「道徳的」治療法によって，1800年頃，強制手段は徐々に廃止され，厳格な教育学的環境療法が導入された。

第**5**章

19世紀の精神医学
保安，治療，研究

19世紀の初めが，臨床精神医学誕生の時を告げる。「狂人」を扱う新たな理念には，「精神」の治療という構想，新たな治療・介護施設，職員と入院患者の新しい権利，そして新たな国家の社会・健康政策が含まれていた。社会が複雑な大変革の状況にある際の，包括的な構造変化である。

精神医学の発展は，市民層（ブルジョワジー）が台頭する時代の，ヨーロッパ近代化の一側面を表している。世界像が世俗化され，自然化され，技術化され，そして科学化された。医学では，細胞病理学が発展し，細菌学，生理学，衛生学が進歩し，そして麻酔と創傷消毒の導入によって画期的な発見がいくつもなされた。自然科学としての医学は，階級社会から生じる社会的矛盾に対する包括的な制御装置として，「正常」性という思想を促進した。健康は測定可能な正常値の総計として理解され，「正常」と「異常」という両極の間で判定された。

こうして，19世紀から今日に至るまで，精神医学は，社会の保安，個人の治療，学問研究という任務を負った学問分野としての特徴を帯びることになった。一方で，正常なものと社会的逸脱の境界を守る守護者という社会的機能を持つことも，精神医学の性格と考えられてきた。

精神病院精神医学の始まり

　ドイツの小領邦国家では，「狂人」に関する改革は英国やフランスより遅れて発展した。ヨーロッパは，19世紀の初め，ナポレオン・ボナパルトの拡大政策により震撼していた。ドイツの市民層は，プロイセンにおける啓蒙主義にもとづく穏健な改革に軸足を置いていたが，政治的には，長い間，英国やフランスの市民層ほど強くはなかった。啓蒙化された市民の価値観からして，18世紀に創設された癲狂院は封建制度の遺物と思われたが，市民層の弱さゆえに，改革は広範な社会運動体の主導によって始まったのではなく，行政によって発案され，計画されたものであった。教会による貧者の救護にとって，近代化された国家の社会政策が競争相手になった。政策主導者たちは国家の秩序原理，福祉原理を体現していたが，啓蒙主義的な観点から治療にも関心を持った。数年以内にいくつもの改革的な精神病院が設立された。1803年にミュンヘン近郊のギージンク，1804年にプフォルツハイム，1805年にバイロイトとベルリン，そして1810年にピルナ近郊のゾンネンシュタインに。では，これらの施設では，保安，治療，研究という基本的機能はどのように設計され，実践されていたのだろうか？

保安任務と法改革

　保安という任務は，かつての刑務所，ワークハウス，癲狂院複合体が行政法上担っていた機能に由来しており，法的なレベルとも，社会的なレベルとも関連を持っていた。絶対主義的な排除・処罰の掟に対抗して，すでに18世紀の終わりには，「『狂人』は，問題のある生活環境が病気の原因だが，他方，病気の発生には患者自身も関与している」という考えが一般化していた。その限りでは，「狂人」は「主体」として認知されたという言い方もできるだろう。今や改良思想が前景に現れてきたのである。

司法精神医学

「狂人」，犯罪者，そして「精神疾患」があると認められた犯罪者が，19世紀中に，さまざまな施設に割り当てられるようになった。実務的には，病気であると見なされた犯罪者は，まずは刑務所に収容された。ようやく19世紀の終わり3分の1になって，刑務所の内部に特別部門が設置された。また，病院の中にいわゆる「監獄棟」が生まれたが，これは，法医学的収容所の先駆的施設である（Vanja 2003）。

　病気であると見なされたが犯罪行為を起こしていない者は治療施設に，あるいは慢性の経過をたどる場合は介護施設に収容された。通常，治療施設こそが，精神科病院の歴史上のオリジナルのモデルと見なされている。——そうではあるが，刑務所には「法医学的」患者がおり，一方で介護施設には「慢性疾患」の者や，精神遅滞の者がいたことも考慮しておく必要がある。

　精神病院の運営の法的な基礎が，1794年公布の「プロイセン一般ラント法」によって創られた。この改革法は，各地域によりばらばらになっていた法を統一するためのものであった。ただ，フランス革命の影響を受けて成立したいくつかの法律条項，たとえば，国家目的としての福祉は最終版からは外された。また，法の影響力のある地域にも制限があった。たとえば，1814-1815年のウィーン会議後プロイセンに属することになったライン地方は，初期精神医学の発展に重要な役割を果たしたが，法の適用範囲外であった。この地方では，他のいくつかのドイツの国家と同様に，ナポレオン法典のドイツ版が導入され，1900年になり，初めてドイツ民法典に置き換えられた（法については23，114頁を参照）。

入院に関する法

　1821年版のプロイセンのラント法（344, 18, II ALR）では，以下のことが，いわゆる「狂気（Wahnsinn）」，「精神薄弱（Blödsinn）」〔訳注：ドイツ語，日本語ともに今日までさまざまな用語変更を経過して，おおよそ現在の知的能力障

害に該当する状態〕に適用された。「後見人や親族が当該人物を収容できる場所が他にない場合，当該人物を公の精神病院で保護するかどうかは国家の責任である」。「公衆の平和，安全，秩序」に危険が及ぶか，あるいは司法による「狂気，精神薄弱の宣言」があれば，警察はその者を強制入院させることができた。

しかし，患者の地位については相反する考えがあり，はっきりしなかった。精神病院の長が強制入院に同意した場合，親族は，司法判断なしに済ますことができることもあった。このような慣行は，初期に設立された施設が急速に満員状態になる一因となった。さらに，詳細な規則もなかった。1821年のザクセン＝ワイマール＝アイゼナハ大公国の，おそらくヨーロッパ初の精神障害者関連法でさえ，患者の（非自発）入院や治療／処遇に関する規定を含んではいなかった。そのような空隙は，市民層の法理解におけるリベラルな精神に対応していた。19世紀を通じても，法的手段の空隙が埋められることは，たとえばプロイセンでは，多くの場合暫定的なかたちでしかなかった。

治療の任務と治療の方法

精神医学の治療施設としての社会的任務は，「頭の病気」は医学の管轄であるという伝統にもとづく。1800年頃，社会政策の専門家や医師の中には，英仏発祥の，新しい「道徳的」な治療法に関心を抱く者たちがいた。一方，「マッドドクター」の育成に特化した教育制度はまだ存在しなかった。改革の意思のあるプロイセンの省庁の役人，たとえば，ヨハン・ゴットフリート・ランガーマン（1768-1832）は，後にバイロイトの病院長になった人物であるが，一連の変革の指導にあたった。一方，ハレ大学教授ヨハン・クリスティアン・ライルのような医師も，このような変革に参与した。

ヨハン・クリスティアン・ライルは，彼が「発狂者（Irrende）」と呼ん

だ患者に関わる実務経験はほとんどなかったが，ドイツ精神医学の基礎を
築いた人物と言われている。ライルは，1808年，「精神」を通じて，すな
わち精神的な影響によって病気を治す方法を，世界に先駆けて「精神医学
（Psychiaterie）」と表現した。ライルの主著『精神障害への精神的治療法の
使用に関するラプソディ』は，かつての癲狂院での治療は野蛮だとして，
これを退けた。

　　我々は，この不幸な者たちを豚小屋に，使われなくなった牢獄に，町
　の門の上のボロボロになった壁の亀裂にフクロウがもぐり込む穴の隣に，
　刑務所の湿った地下室に閉じ込める。そこには，慈善家の同情のまなざ
　しは届かない。彼らはそこで鎖につながれて，自身の汚物の中で朽ちて
　いく。［…］静粛と秩序の維持は恐怖政治の原理にもとづく。［…］動き
　回る十分な場所もなければ，農作業ができる場所もない。この狂気じみ
　た癲狂院という施設は，発狂者を満足に入院させておくこともできない。
　ましてや発狂者の治療には，使えたものではない（Reil 1803, p.14f.）。

ヨハン・クリスティアン・ライルは，建築学的に適切で，国が監督する
施設において，訓練された職員によって「道徳的治療」がなされるべきと
考えた。科学と科学ではないものの境界領域に位置する精神医学に関して，
ライルにとっての根本的な問いは，「精神的治療法」は脳器質的な疾患の
事象によい結果を及ぼしうるか，というものであった。ライル（Reil 1803,
p.137）は，医師は「精神の医師であり身体の医師である」べきと考えた。
彼は，「心理学者」を治療者に引き入れなければならないと明確に要求し
た。

治療手段
ライルによると，三つの治療法があるという。
・「一般感情（Gemeingefühl）」に作用するもの。たとえば，訓戒や教唆。

81

- 快い「刺激」（マッサージ，ワイン，性的刺激），不快な「刺激」（空腹，渇き，発泡膏，やけど，イラクサでのむち打ち）
- 象徴的な手段（演劇，音楽，詩）

強制治療は，自分が病気だと納得せず，おとなしくない患者に対しては放棄できないだろうとライルは考えた。新設の施設では，入院環境が改善され，医学的な試みも多様化した。ただし，同時に，道徳面での患者への要求も厳しくなった。治療の可能性は，長期の経過の患者や急性の興奮状態の患者では限界に突き当たった。

研究の任務と大学教育

研究の任務は，大学での医学の伝統から生じてきた。精神病院には新たな患者群が誕生し，その結果，より詳細な観察，記録，そして最終的には理論を形成する機会が生まれた。それらの症例報告は，たとえば1818年に創刊された『精神科医雑誌』や，1823年に創刊された『人類学雑誌』に掲載された。

1811年，ライプツィヒ大学に世界初の「精神治療学」の教授職が設置され，医師であり哲学者でもあるヨハン・クリスティアン・アウグスト・ハインロート（1773-1843）が着任した。しかしながら，その一世代後には，精神病院の精神医学と大学の精神医学との間で軋轢が生じてきた。第一に，どの程度まで研究，教育，治療を同じ場所で行うべきかが論争となった。第二に，学術的な理論形成と精神病院での経験的観察とを，どのように調和させることができるのかが問題となった。そして19世紀中頃には，ヴィルヘルム・グリージンガーの著作をもって，大学の精神医学が優位に立った。

　▶ポイント　臨床精神医学は1800年以降，発展しつつある市民層の関心に従って形成された。改革は精神医学の三つの使命を揺るがぬものにした。すなわち保安，治療，研究である。

治療倫理と疾患概念

　ドイツ領邦国家群で最初の近代的精神病院の一つが1803年，ミュンヘン近郊のギージングに開設された。設立は国の主導によってなされ，教会の資金を転用することにより財源がまかなわれた。すでに1790年代には，バイエルン政府当局は，暴力行為を犯した「狂人」の存在と，彼らを刑務所へ収監した際の不都合に注意を向けていた。さらに，ミュンヘンの聖霊救護院の「狂気病棟」の収容可能者数ではもはや足りなかったのである。長い間場所探しをして，古いペスト・熱病病院が見つかり，1803年に精神病院に改装された。この精神病院は患者23名用の独房を持ち，管理者1名，医師1名，介護士長1名によって運営がなされた（Lederer 2003）。

　医師は注意深く患者の状態と治療を記録し，食事は一日3回提供され，独房は定期的に清掃された。それ以外は，入居者は概ね一人きりで置かれていたらしい。夜間と昼間には独房は施錠されていた。ギージングは治療型の精神病院として構想されており，実際，入院患者が退院することはよくあった。財政状態とすぐに始まった過剰な患者数が問題を引き起こし，そのため，この精神病院の評判は芳しくなかった。これはよくあることだった。初期の治療型精神病院の定員は4〜40名と，まだかなり少なかったが，わずか数十年の間に，施設数と収容人数は急速に膨れ上がった。

増大する患者数

　この増加の理由は多岐にわたっている。新しい施設と医療活動が患者の再分配のための「市場」を創出したというのが，最も的を射た仮説であろう。大幅な人口増加，教会財産の世俗化，増加する工業生産，伝統的家族構造の解体のため，これらの患者は社会の目に留まるようになった。加えて，当時，梅毒やアルコール精神病のような病気が増加してきていたようである。

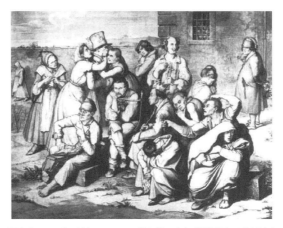

図表8　ハインリヒ・メルツ『愚者の家』（銅版画，1835年）

　膨大な数の患者が出現したことで，施設を必要とする人々の多くが，刑務所あるいは救貧院のような本来あるべき場所でないところに収容されたままになった。これに加え，治癒の見込みに対する関心がはっきりしてくると，その代償として，「治らない」慢性患者は別の介護型精神病院に移されることになった。治療型精神病院と介護型精神病院との分離は，1840年代なってようやく，いわゆる「治療介護部分結合型精神病院」の建設で緩和された。1830年頃ヴィルヘルム・フォン・カウルバッハによって描かれた絵画『愚者の家』をもとにしたハインリヒ・メルツによる銅版画が，1826年に開設されたデュッセルドルフ県立精神病院の一場面を伝えている（図表8）。

　全体としてみると，以上のような経緯で，19世紀の初めに，旧い癲狂院と混合施設から，さらには救貧院，刑務所・矯正施設，家庭での介護から精神病院への患者の再分配が生じた。精神異常の者，障害者，「狂人」の大部分は依然として家庭内にいるか修道院に収容されていたが，新たな施設が発展して人に知られるようになった。それは社会政策的に推進され，専門性を備えつつ革新的で，労働できない家族構成員の介護から家族を解

放するものであった。供給と需要が新しい市場を生み出したのである。

　　▶ポイント　「精神医学」の勃興によって，旧式の避難施設や外来での介護から臨床施設への再分配が始まった。――ただし，このことによって，「治癒可能」な患者と「治癒不可能」な患者の選別という代償を払うことになった。

治　療

　通常「精神の医学」は医学的，心理学的，教育的発想にもとづいていた。身体的な治療法としては，ジギタリス，アヘン，ヘレボルス，ベラドンナ，樟脳のような薬物もあれば，温水浴，冷水浴，食事，瀉血，浣腸もあった。1820年頃には，これらの古くから知られている手段は個別の治療計画に取り込まれ，患者の時々の障害，性，年齢，気質，あるいは性格を考慮して用いられた。心理学的な観点からは，患者の自信と社会的責任感が強められるべきと考えられた。社会復帰に関しては，フィリップ・ピネルあるいはヨークの「リトリート（静養所）」の伝統に掉さしつつ，教育的な手段に期待が寄せられた。「狂人」と子どもとの比較が好まれ，「荒れ狂う」患者は，法的にも子どもと同等に扱われた。一方で，精神遅滞の者は完全に責任無能力とされた。

　家庭に類似した環境における社会学習だけでなく，意図的な再教育を通して，患者を医師の権威に従わせる方途が模索されていた。治療は，「治癒不可能」な症例は別として，できるだけ故郷から離れ，慣れ親しんだ社会的関係の存在しない環境で，規則的な日課，レクリエーション，適度な強度の作業療法が行われた。

　このような考え方は，軽度の急性障害のかなりの割合について，その緩和につながったようである。しかし，重度の急性患者，「おとなしくない」「暴れる」患者が問題となった。それらの患者が，一定期間の経過後に介護型施設で対応可能な症例に移行したと判断されない限り，医師は治療の努力をさらに強化した。このことは，穏やかな「道徳治療」の場合の

みならず，すでにヨハン・クリスティアン・ライルが言及していたような，「不快な刺激」の場合にも生じた。

　侵襲的で痛みをともなう方法が，治療の標準的レパートリーとなった。理論的には，それらは，スコットランドの医師ジョン・ブラウン（1735-1788）による広く普及した病気の概念にもとづいていた。ブラウンは1780年，感覚主義学説を単純化し，すべての病気は「強壮（ステニア）」つまり過剰な興奮か，「虚弱（アステニア）」つまり過少な興奮のいずれかで説明可能である，という仮説を提唱した。いずれの場合も，それに対抗する刺激を与えることで平衡を取り戻すというのである。この「拮抗」による治療は，ライルの「快適」な手段，「不快」な手段の双方に科学的な根拠を提供していた。そして患者の隔離を「刺激の除去」と見なす原理も，このような考え方に属していた。

強制手段

　こうした取り組みが実際のところどのような法則性に従っているのかははっきりしないままであり，一方で治せてしかるべきという考えは持続したので，治療しがたい障害に直面した医師は，無力感や自信喪失を募らせることにもなった。そのため，暴力的な発想をたくましくしたり，それを実行に移したりする者も現れた（Dörner 1969, p.248f.）。悪名高いものとしては，影響力のあった北米の医師ベンジャミン・ラッシュ（1745-1813）により発明された「強制椅子」や，革製の口輪で叫びを抑制する「アウテンリートのマスク」〔訳注：医師ヨハン・ハインリヒ・フェルディナント・アウテンリート（1772-1835）が考案した〕が挙げられる。さらには，興奮している患者を入れて静かにさせるための「ホルンの袋」なるものもあった。場合によっては二重の，頑丈な麻袋に閉じ込めるのである。ベルリンのシャリテ病院でエルンスト・ホルン（1774-1848）の責任のもと，21歳の「凶暴な」女性患者が数時間この「袋」に入れられ，1811年9月1日に死亡した。この件は告訴され，センセーショナルな議論が巻き起こった。

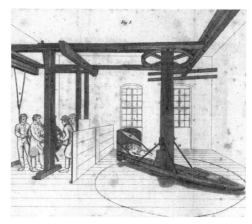

図表9　ホルンの回転ベッド

　1808年から，ホルンは「回転ベッド」なるものも導入した。10年ほど
の間に何百人もの患者が，このベッドに固定され，１分半の間，遠心力に
さらされた。ホルンは，めまい，悪心，嘔吐，呼吸困難が患者たちに見ら
れたことを報告している。患者は，通常，この治療を拒否したが，この手
段により，ホルンは「頑固で反抗的な患者」を「秩序と服従」へ持ってい
こうとしたのである（Horn 1818, p.219ff.）（図表9）。

　精神医学の歴史は，患者の興奮状態や攻撃性の発露や暴力行為を，それ
に対抗する暴力で抑え込んでいた，というイメージから切り離すことがで
きない。秩序維持法の観点から公衆の保護が必要であったとしても，そし
てまた福祉法上の観点から患者を自分自身から保護するためであったとし
ても，入院させての暴力や強制が治療手段になるという考えは誤っている。
むしろ，入院中の暴力を必要最小限に減らすことが，治療的には有効であ
ることが明らかになった。

　ここでは，次のことを心に留めておくべきである。初期の精神科医は，
持続的な改革を提唱し，治癒を達成することを望み，苦痛，威嚇，恐怖を
選択的にのみ用いようとした。──しかしながら，過激な「拮抗的」手段

を用いたことにより，すっかり悪評が定着してしまったのである。

▶ポイント　初期の精神科医は身体的，社会的，心理的に効果のある手段を用いたが，治せてしかるべきという考えは，重症患者においては，暴力的かつ残酷な介入というかたちを取ることもあった。

疾患概念

「精神医学（Psychiatrie）」という表現で，ヨハン・クリスティアン・ライルは，ギリシャ語の「魂／心」に相当する語「プシュケー」と，「医師」に相当する語「イアトロス」を結びつけた。これは文字通りには，「魂の治療術」を意味する。しかし，それが扱うものの中身としては，「精神疾患（Geisteskrankheit）」という概念が広く受け入れられることになった〔訳注：西洋文化においては，「魂／心（Seele）」と「精神／霊（Geist）」は対義語であり，それぞれ心の感情的な側面と知的な側面を意味する〕。この専門分野の対象は何なのだろうか。魂の疾患なのか，精神の疾患なのか，あるいは身体の疾患なのか？　これは，精神医学に関する問いの原型である（魂／心については16，51，106，125頁を参照）。

「精神疾患」という表現は，ロマン主義の哲学者フリードリヒ・ヴィルヘルム・ヨーゼフ・フォン・シェリング（1775-1854）の考えにさかのぼる。シェリングは後期の著作で，宗教の立場からの啓蒙思想批判に傾き，1810年には，神に与えられた魂は病気になることはないが，精神は魂から分離されると病気になる，と言明した。そうなると，いつもは潜在している「知性喪失」，さらには「狂気」が現れてくる，というのである。しかし，魂と精神が強く一体化している場合には，潜んでいる妄想は，プラトンが構想した意味での「神的なマニア」としてクリエイティブな方向に利用できる。「私たちが知性と名づけるのものは，より真実であり，より生き生きとしており，より活動的な知性であったとしても，実のところ，『制御された』狂気以外の何物でもない」（Schelling 1927, p.362）。

　これとは反対に哲学者ゲオルク・ヴィルヘルム・フリードリヒ・ヘーゲル（1770-1831）は1830年，「魂（Psyche）の病気」という言い方をした。ヘーゲル（Hegel 1992/1830, p. 414）にとっては，自由な精神とは，魂や肉体の概念と組み合わされるべきものであり，それ自体として病むことはありえない。とはいえ，現実の個別具体的な人間は，身体の障害やその社会化によって，精神の発展が妨げられ，結果として，完全に引きこもり狂気に陥ってしまうこともある。

　肉体・魂問題（心身問題）に対する基本的な立場は，実践に反映された。「魂が病むことはない」という立場から見ると，いわゆる「精神疾患」は，身体的に引き起こされた障害であった。一方で，「魂が病む」との立場からは，心も同時に治療された。

　いずれにせよ，ロマン主義の自然哲学は，伝統的な疾患のイメージに別れを告げた。それから50年以内に，「魂の器官」あるいは「精気」の概念は解体され，近代的な神経生理学と心理学に置き換えられた。医師フランツ・ヨーゼフ・ガル（1758-1828）は，精神的・心的能力を脳の構造に引きつけて説明しようとした。彼の頭蓋骨コレクション〔訳注：骨相学の創始者とされるガルは，人間の頭蓋骨や，頭の形を示す胸像を収集した。彼の収集品は今日，ウィーン近郊バーデンのロレット博物館で見ることができる〕は，近代脳研究を象徴するイコンである。

　医学は，社会を主導する学問となった。その一例は，1838/39年の細胞の発見から，1858年のルドルフ・フィルヒョウ（1821-1902）による細胞病理学の導入へと至る軌跡である。フィルヒョウは細胞障害が疾患の原因と認識し，旧い体液病理学の誤りを証明した。改良された顕微鏡で，人体の細胞構造は1900年までに詳しく明らかにされた。

　▶ポイント　「精神医学（Psychiatrie）」，「精神疾患（Geisteskrankheit）」，「精神の病気（psychische Krankheit）」のような精神医学の基礎概念は19世紀の最初の3分の1に，肉体・魂問題（心身問題）についての哲学的議論

や近代生理学・心理学の基礎を背景に発生した。

原因モデルをめぐる論争

ドイツ精神医学の初期段階が終わり，1848年の3月革命前の10年間に入ると，臨床実践家とこの分野初の大学教授たちとの間の議論が先鋭化した。何をめぐっての議論だったのだろうか？

肉体・魂問題（心身問題）に関する議論は，「心理的」原因モデル，「身体的」原因モデル，「介在的」原因モデルの間の対立ということに要約できる。この分類は，19世紀初頭の最も重要な精神医学史家ヨハン・バプティスト・フリードライヒ（1795-1860）によってその基礎が築かれ，今日まで多くの歴史論文で繰り返されている。「身体派（Somatiker）」は，精神障害における身体的・因果的な決定因を強調し，「心理派（Psychiker）」は，むしろ伝記的・道徳的な理由を強調した。このように，当時の原因モデルは鋭く二極化していたと長い間考えられてきたが，新しい歴史研究は，より細分化されたイメージを与えてくれる。

「心理派」理論

心理派理論の最も有名な提唱者は，「心理治療」部門のドイツの最初の教授，ヨハン・クリスティアン・アウグスト・ハインロートであった。彼はライプツィヒ大学に勤務し，刑務所・孤児院・養老院複合施設の医師としても働いた。1818年に，『心的生活の障害に関する教科書』を出版した。

ハインロートは，「気分の疾患（Gemüthskrankheit）」（たとえばメランコリー），「狂気（Verrücktheit）」（知性の障害），「意志の疾患（Willenskrankheit）」（たとえばマニア），「精神薄弱（Blödsinn）」（精神遅滞）の四つの基本型に共通の特徴を，人間の「自由の喪失」と考えた。その際，ハインロートは，素因（体質，遺伝，気質，教育）や偶発因（疾患，損傷など）といったことも認識していた。しかし，ハインロートによれば，決定的なのは，生活様式，

宗教に対する態度，「悪徳」に対する抵抗力であった。つまり，器質的な諸因子は「仲介的」に作用することはたしかにあるけれども，自己責任の罪深い情念，「官能的な欲求，利己的な願望」が決定的な影響を与えているという。いったん病気が発動すると，「制限」という「偉大なる治療原理」のみが助けとなるとされた。

　ハインロートは，障害を規定するものとしての生活世界の状況と，個人の内的な力を強調した。人は十分な「自己認識」が備わっていれば，狂気から自らを守ることが可能なのだという。さらにハインロートは，「心身医学」という概念の考案者と考えられている。しかしながら，原因学説に関しては，ハインロートは，心理学化，道徳への訴え，宗教的動機による非難へと傾く傾向があった。

　後に，ベルリン・シャリテ病院の精神科長カール・ヴィルヘルム・イーデラー（1795-1860）も，ハインロートと同様の議論を行った。イーデラーも，身体の自然経過よりも人間の自由の自律性を重視した。彼は，「経験的な心理学」を基盤とすることで，患者の伝記的な展開を追い，そのことによって，患者の情念が自立していく過程を理解しようとした。自らの方向性を示す著作，『狂気の者の伝記―その心理学的展開』でイーデラーは以下のように書いている（Ideler 1841, S.X）。

　　そのような，気分全体を浸して気分を支配する欲望は，空想力を働かせ，空想に対応した世界像を創り出させずにはおかない。そしてその世界像の中に，夢見た満足を見出すのである（固定妄想）。そうでなければ，憤慨の気分を生み出し，憎むべき現実に対する激しい戦いへと駆り立てる（狂乱）。あるいは，満足するのは不可能だという感情から生じる最も深い悲しみで自らを満たす（メランコリー）。あるいは，あまりにも不自然な関係によって魂の力を損ねてしまい，混乱を引き起こす。

　この医師は，治療については，啓発，従順，強制を混合したものを勧め

た。彼は患者を，自分自身の欲望の犠牲者と見ていた。患者の自制心と道徳心を再構築するために，そうした欲望と戦い，また欲望の出口を見つけることが重要だと考えたのである。ハインロートとイーデラーは，両者とも器質的な原因については認識しており，また身体的治療手段を用いはしたが，それでも，彼らに言わせれば，患者の決定的な欠損部位は，個人のモラルであった。

「身体派」理論

　他方，いわゆる，「身体派」は，主に病院で活動している精神病院の院長からなっていた。その代表者の一人がカール・ヴァイガント・マクシミリアン・ヤコービ（1775-1858）で，1825年創設のボン郊外ジークブルクの改革的精神病院の病院長であった。

　　例　ヤコービは1837年，明らかにひどい誇大妄想の25歳男性例を報告した。ヤコービは，既往歴としててんかん発作，若年から存在する「脳の興奮」，感情の動揺，消化障害，マスターベーションによる精液消耗があることを認識していた。クリスマスの頃，最初は「奇行」であったものが「精神疾患」へと一変した。低血圧以外，直接の器質的変化を示す所見はなかったが，ヤコービは，状態像にもとづいて，障害の原因は脳にあると判断した。ヤコービは医学者として，目に見える症状と病歴を知ったうえで個別症例の病像を他の症例と比較し分類することで，自説の論拠を得ていたのである。

　このような経験的な方法が近代の精神病理学の基礎になった。すなわち，臨床像によって帰納的推論を行い，診断へとつなげ，そして可能性のある原因を突きとめることが可能となったのである。すでにヤコービ（Jacobi 1837, p.176）によって知られていた古典的な例を一つ挙げる。アルコール依存症や認知症などの器質的な基礎を持つせん妄の場合，その内容が錯乱

性であり一貫性がないのに対して，それ以外の精神病患者における幻覚妄想状態ではその内容が一貫している，という違いがあることが認識されていた。

　フリードリヒ・ヴィルヘルム・ハーゲン（1814-1889）も，若い頃に出版した『妄覚』という著書の中で，同様の議論を行った。彼は，幻覚と妄想の諸型を区別し，身体の弱さと病気が通常それらの発生に何らかの役割を果たしていると仮定した。ゆえに，ハーゲンは以下のように信じていた（Hagen 1837, p.287）。

　　固定観念は罪の請求書であるという陳腐な戯言を黙らせなければならない。妄想形態の最大の部分は自然の過程にもとづいており，人間にはその責任の半分もない。私はそのことを示すことができたと思う。精神医学を通じて，道徳に関する開かれた精神が世に広がり，どの新しい研究も，これまでよりも美しい光で人間の尊厳を照らし出すことになる。

　このような議論は，19世紀において繰り返し持ち出された。医学という規範の中で精神医学という分野に正当性を与えることに主眼があった。

　19世紀半ばには，心理的諸因子および身体的諸因子が，あるいは両者の諸因子の「混合」が「精神疾患」の発生につながるということが知られていたのは疑いない（Theile 1853）。このような構図は，バーデン州に1842年に設立されたイレナウ改革精神病院の入院台帳の抜粋に確認することができる（図表10）。

　イレナウの病院長のクリスティアン・フリードリヒ・ロラー（1802-1878）は「身体派」と見なされていたが，それでも，入院時にどのような原因が推定されていたかの割合はバランスがとれている。たとえば，人間関係の軋轢，教育，性格の弱さ，経済的問題，宗教的狂信が，「道徳的」な原因と見なされていた。「身体的」な原因（たとえば梅毒，アルコール依存症，器質性の疾患，遺伝的素因）は，1870年代から1880年代になってようや

	1842/43	1862
道徳的	27.65%	38.70%
身体的	23.40%	28.76%
混合的	38.29%	24.24%
情報なし	10.60%	4.10%
入院者数	47	73

図表10　イレナウの初回入院患者の疾患の原因
　　　　（Burkhardt 2003, p.97）

く割合が大きく増すようになる。より正確な診断が，治療経過中に，「マニア」，「メランコリー」，「奇行（Verrücktheit）」，「狂気（Wahnsinn）」，「精神薄弱（Blödsinn）」の五つのカテゴリーに従って行われた。1843年の退院数は64人であったが，そのうち，回復は33人，改善は19人，改善せずは12人であった（Burkhardt 2003, p.233）。

　結果として，「心理派」理論，「身体派」理論の提唱者の方法や診断は，類似したものであった。とはいえ，原因モデルに関する議論は，自然と文明との関係，経験と理論の関係，素因と環境の関係について，根本的な問いを投げかけたという意味で，衝撃的なものだった。そして，続く数十年のうちに「心理派」の理論は影響力が衰え，自然科学的アプローチが重要性を増すようになった。

フリードリヒ・クラウスの『救助を求める叫び』

　それにしても，患者自身の経験はどのようなものだったのだろうか？病歴，診療記録，症例報告は増加しているが，患者自身による本物の証言として残されているものは極めて少ない。ジョン・パーシヴァル（1803-1876）は，英国で1845年，患者組織「狂人（Lunatics）と称される人の友の会」を創設したが，ドイツ語圏では，19世紀の終わりになってようやく効果的な患者運動が生まれた。

　それでも，狂気についての自己経験を著述する文化は発展していった。それも，たとえば心理学者グスタフ・テオドール・フェヒナーによるもの（1845）やロシアの精神科医ヴィクトル・カンディンスキー（1849-1889）のような有名な著者によるものも含まれる。カンディンスキーは，自分自身が体験した幻覚を，1881年，自らの理論形成に活用した。他にも，症例報告に採用された記録はいくつかあるが，多くの記録が医療文書の中に埋もれたまま見えなくなっていた。一例が，今日，ハイデルベルクの「プリンツホルン・コレクション」を訪問すれば見られるような，絵画，線画，文章である。これは20世紀になってようやく研究されるようになった（Brand-Claussen/Stephan 2002）。一方，19世紀中に公表された記録のうち，いくつかには特別な力がある。とくに，ジェイムズ・ティリー・マシューズ（1810），ジョン・パーシヴァル（1838/1840），フリードリヒ・クラウス（1852, 1867），カール・ゲールマン（1893），アウグスト・ストリンドベリ（1893）らによる記録である。

　以下では，シュヴァーベンのセールスマン，フリードリヒ・クラウス（1791-1868）のテキストを紹介することにしたい。クラウスは1852年，自身の不気味な被影響体験についての1000頁以上の報告を『磁気の毒を盛られた者の，救助を求める叫び』というタイトルで自費出版した。この著作は，今日，19世紀の狂気の経験を語ったものとしては，他に例のない文書と見なされている。——もっとも，クラウス自身は，決して自らを「精神疾患」とは感じていなかったのであるが（図表11）。

　フリードリヒ・クラウスはゲッピンゲンの出身で，1814年，23歳で会社事務員としてアントワープ支店に勤務した。街に定住し，毎日約30から40の商用文書を作成した。語学的才能があり，仕事も文句なくできていたようである。間もなく彼は同じ通りに在住の裕福な家庭の同年配の娘を知った。彼女が好きというわけではなかった。しかし，空想の中では一日中彼女と関わり合っていた。というのも，この若い女性がいかがわしい誘いをかけてきていると，クラウスの目には見えていたからである。

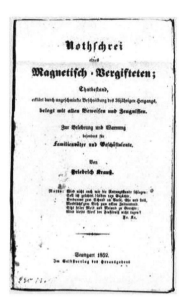

図表11　フリードリヒ・クラウス
『救助を求める叫び』の表紙

　クラウスは彼女を避けようとした。身体的不調を感じ，その若い女性の全家族が関与しているという感情を抱くようになった。クラウスは自らの独特の虚弱状態，ほてり，奇妙な性的空想を，この家族の関与が原因であると考えた。これらすべては受け入れがたかった。睡眠障害が加わり，身体的苦しみもひどくなり，最後には，彼を迫害し，「愚か者」とののしる声を聴くようになった。1815年，ロンドンへと逃げたが，そこでも迫害は止まらなかった。アントワープに戻り，職場を変わり，1816年，彼の状態を解明してくれそうに思った4人の医師に相談した。クラウスは絶えず「磁気」の影響にさらされていると，医師たちは診断した（Krauss, 1852, p.132）。

　クラウスは知識を蓄え始めた。「動物磁気」の理論は，フランツ・アントン・メスマー以来の伝統があったが，当時，何人かの著名な精神科医がこの説を提唱していた。たとえば，イェーナのディートリヒ・ゲオルク・

フォン・キーザー（1779-1862）である。あるいは，シュヴァーベンの詩人であり医師でもあるユスティヌス・ケルナー（1786-1862）もこの説の提唱者に挙げられる。この説は，科学史的には，ロマン派自然哲学の中の神秘保守の傍流に属する。悪霊の影響も含めたあらゆる超自然的な現象が，「磁気」の影響に帰せられた。ディートリヒ・ゲオルク・フォン・キーザーは，「遠隔作用」や「遠隔操作」も可能と主張していた。

　1816年8月，クラウスは，「磁気」で操作されてきたと保証してくれる複数の医師にめぐり会った。間もなく彼は，例のアントワープの家族が「磁気」の作用で彼を追跡し，苦しめ，殺害さえしようとしていると信じた。何週間もの間，彼は，不眠，不安発作，そして恐ろしい空想に苦しんだ。「磁気」の火炎流が静脈に打ち込まれたと感じ，声を聞き，希死念慮を持ち，公共の場で争いごとを起こした。1816年の秋，彼は1年半アントワープの精神病院に収容された。それでも迫害は持続した。

　退院後，クラウスは，助言を求めて多くの医師を受診し，その中には，彼の考えを覆そうとしたユスティヌス・ケルナーがいた。クラウスは，1819年からハイデルベルクで教師として働き，そして1825年以降は，南ドイツで習字見本の販売を手がけた。何通かの陳情や申し立てによって，クラウスは，彼曰くのスキャンダルに，役所の注意を向けさせようとした。『救助を求める叫び』の最初の頁で，彼は次のように表明している。

　　例　私は25年以来，この道の専門の偉大な方々に勧めに従って，しかるべきところに何度も相応の援助を求める申し立てをしてきたが，その成果はなかった。アントワープの愚鈍なならず者どもは，そのカニバリズム的殺意によって，長年にわたり昼夜を問わず，磁気の炎で私の全身を焼き，骨まで焼き尽くそうとしている。そこで，市民の皆様に願いたい。卑劣な偽証野郎に正直者を殺させないように，そして正しい判決が下されるように，この恐ろしい毒殺方法のすべてを記した以下の記述をお読みいただくよう。

この著書の印刷時点まで，クラウスは自らの状態を38年間も耐え忍んでいた。1867年にクラウスは『私の救助を求める叫びの，必要に迫られての続編』というタイトルの380頁の本をさらに著したが，その中の次の一節が特徴的である。

　　例　私が1時に早くもベッドに入ったので，殺人馬鹿どもは，楽しい夜になるぞと期待して上機嫌である。足の裏に急に熱いものが撃ち込まれた。ほとんど間断なく，撃ち込みは夜じゅう続いた。新たな灼熱が浴びせられるたびに，私はすぐ，熱線が撃ち込まれた場所から自らを遠ざけなければならなかったが，逃げた先にも熱は迫ってきた。まずは脚から，次に腰や脊椎から，最後に胸から自らを遠ざけた。炎はさらに燃え広がり，火がついた場所では汗が噴き出した。夜明けが近づくと，彼らの支配は勢いが弱まり，この馬鹿騒ぎは休みに入った。水分が次第に蒸発し，私は，疲れと消耗から眠りに落ちた（Kraus 1867, p.95）。

　クラウスにはかなり財力があったに違いない。なにしろ，多くの医師を絶えず尋ねまわり，「磁気拮抗術」に取り組み続け，また，同様の状況の患者と文通していたにもかかわらず，自分で生活費を稼いでいたからである。とりわけ，能書家として活動し，1822年，1849年に，習字見本を2巻出版している（Brückner & Jádi 2012）。しかし，名誉回復への努力は失敗に終わり，1868年に77歳で死去した。

　クラウスの2冊の著作や同様の記録は，どのような意義を持っているのだろうか？　第一に，これらの記録は当事者たちの個人的経験と，自らの障害への対応の仕方を非常に直接的に伝えてくれる。『救助を求める叫び』は，すでに19世紀中に，診断トレーニングのための具体的教材として利用された。しかし，今日では，この本はわずかな冊数が残るのみであり，これまで知名度を獲得することもほとんどなかった。1967年になってようやく，アーレンシュティールとマイヤーが，クラウスについての伝

記的資料を収集した。そして，さらに最近の科学史的な解釈では，主観的な体験と動物磁気学説との間の，あの時代ならではの結合に重点が置かれている（Hahn u.a. 2002）。

おそらくクラウスの事例は，自己愛的かつ性的な根深い葛藤を契機として生じた精神病状態を，技術的なメタファーで覆い隠し，そして時代精神に支えられたかたちで自己解釈してしまったケースなのだろう。専門家の間では，疑似科学的な動物磁気理論は遅くとも19世紀の半ばには時代遅れのものとなっていたが，興味深いことに，ほかならぬ妄想的な思考の世界で生きのびていた。そんなわけで，上記のような症状が，科学的な装いで現れたのである。

ヨーロッパにおける精神病院での治療

「道徳療法」の構想はヨーロッパ全体でお互いに似ていたが，しかし実地においては異なった方法で実践されていた。フランスでは，フィリップ・ピネルの改革が弟子ジャン・エティエンヌ・ドミニク・エスキロール（1772-1840）によって継承された。この，どちらかといえば保守的な医師は，1814年パリのシャラントン王立病院で，精神医学学生向けの初めての臨床講義を行った。19世紀の半ばまで活動していたほとんどの精神科医が彼のもとで学んだ。エスキロールは，1818年フランスの地方の精神病院を視察し，その荒廃した状況を見た。それまでの改革のほとんどは，パリに限って行われていたのである。エスキロールの報告の後，全国に新しい基準が指示された。新しい基準とは，とくに，独房には窓を設置すること，むち打ちの禁止，毎日の医師の回診である。

モノマニア学説

おそらくエスキロールの最も重要な理論上の貢献は「モノマニア」に関する学説である。これによって，エスキロールはピネルの「妄想のないマ

ニア」の概念を発展させ，今日のパーソナリティ障害の理論の基礎を作った。モノマニアとは，障害が個別の精神機能に限局した状態であると理解され，固定観念あるいは奇異な行動が見られる。また，それ以外は精神的に明瞭な状態であるのに，動機の見当たらない殺人が起きることがある。そのような加害者は，刑務所に引き渡されるのではなく，責任無能力と見なされ治療を受ける場合があるようになった。1838年，フランス政府は現代的な「狂人法」を公布したが，それはフランスの全81県に精神病院を設置することを計画したものであった。しかし，その法律には，治療に対する基準は含まれておらず，公共秩序の保障のための収容手続きが定められていた（Castel 1979）。

モデル精神病院

ドイツでは，最初の建設の波が収まってすぐに，かなりの割合の患者は治療型精神病院では助けることができないことが明らかになった。長期患者や「慢性患者」は，まずは，治療施設からかなり離れた介護型精神病院で介護された。マクシミリアン・ヤコービによって1825年にラインラントのジークブルクに設立された精神病院は，このような実践の典型例である。プロイセン政府によって提案され，模範的施設として建設された約200人の患者を対象とするこの施設は，当初，全ヨーロッパに影響を及ぼす改革プロジェクトだった。

ジークブルク改革精神病院

モデルと見なされたのは，50人以上の看護人を有する人員配置，綿密な診断，繊維加工・庭仕事などの作業療法的アプローチ，食事・暖房・照明・水の十分な提供，余暇領域（ボウリング場，楽器，メリーゴーラウンド），さらには，学生や外国医師のための実習の可能性であった。ただし，ヤコービは厳格な選択を行っていた。てんかん患者，長期経過の患者，生まれながらの障害者，認知症の老人は受け入れなかった。重病患者，治癒不可

能な患者は数ヵ月後，元の場所に送り返され，その先はどうなるかわからない運命をたどった。1840年代になっても，十分な予算が措置されていない地方の市立ワークハウス兼救貧院には，大勢の「狂人」が収容されていた。

　この状況下で，ヤコービは，地方行政の利害に反した主張をしなければならなかった。というのも，費用のかさむジークブルク精神病院だけでは，「治癒不能で貧しい『狂人』」の健康政策問題を解決することはできなかったからである。その数はかなりのものであったが，ジークブルクでは，主に中産階級市民層の患者が治療されていた。ライン州議会の多数派は封建的保守であり，潜在的な患者数の増加に対処するために，1840年以降はジークブルク構想を「収容型精神病院」へと変えるよう，「国家警察的」な見直しを要求した。ただし，州議会の市民派リベラルの政治家が，治療の利益を引き合いに出すことで，この要求はかわされた。

　1865年，ジークブルクでは，年間約340人の患者が治療されていた。しかし，建物の構造上の欠陥や悪い衛生状態が問題視され，ライン議会は1868年，それぞれが200〜300人の収容能力を持つ精神病院を五つ建設することにした。この「州立精神病院」の五つ目がニーダーラインのジュヒテルンに開設されたのは，ようやく1906年になってのことだった。建築はパビリオン様式，つまり公園のような敷地に複数の建物が分散しており，収容可能患者数は800人である。

イレナウ治療型・介護型精神病院

　新たな精神病院は，治療型精神病院と介護型精神病院の分裂を克服すべきと考えられた。すでに1842年，クリスティアン・フリードリヒ・ロラーが，フライブルクとハイデルベルクの間にあるアヘルン近郊のイレナウで「治療型・介護型の部分的結合精神病院」への構想転換を開始していた。ロラーの計画は，14ヘクタールの土地に古典主義様式の建物を新しく建築，男女別々の棟とする，というものだった。それぞれの棟は，さらに，

「治療型施設」と「介護型施設」に分かれ，「興奮状態の患者」，「秩序を乱す患者」，「穏やかな患者」，「教育のある患者」，「支払い能力のある患者」用の，それぞれ個別のユニットが備えられていた。ロラーは，「施設自体を治療手段」と見ていた。最初は，80人もの職員，所長を含む4人の医師で，400人以上の患者の介護をした（図表12）。

この種の施設は，国際的に広く反響を呼び，以降の施設建築の模範となった。20世紀に至るまで，後に「州立病院（Landeskrankenhaus）」と呼ばれるようになったこのタイプの施設が，入院治療の大部分を受け持つようになった。それと並んで，自治体や教会の介護型精神病院が，「治癒不能」な患者の集積場として存在していた。加えて，市立病院や私設の施設も存在した。

大学には専門医養成課程はなかったため，若い医師は，医師国家試験終了後に，精神病院で，精神科医になるための教育を受けた。主任医師の指導の下，1年契約の実習医の後，常勤雇用の補助医として雇われ，その後，第二段階や第三段階（上級医）へと昇進した。彼らは通常，精神病院に住み，介護職人の教育に当たることになっていた。

介護職

介護職員に対する組織的な教育は20世紀に入るまでほとんど存在しなかった。エルンスト・ホルンは，すでに1819年に介護職員のための学校を要求していたが，精神科介護の質に関する議論が始まったのはようやく1840年代からである。精神病院の「精神障害者の番人」あるいは「介護人」の仕事は，一時的な仕事と見なされており，賃金は低く，評判も悪く，その能力もひどいものであった。

イレナウでは，優に70人はいる介護職人は，独身，健康，30歳前後，「体力があり」，「親しみやすい外見で」，「上品な振る舞い，知性，器用さ」を備え，文字が書けて計算ができることが必要とされた。一日の労働時間が18時間は毎日のことであり，女性の外出は同伴つきでのみ許可さ

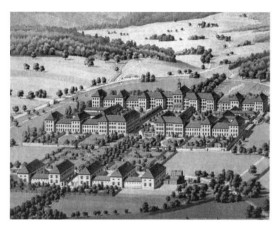

図表12　イレナウ病院の全景（1865年）

れ，結婚は認められず，精神病院内に居住することが必要とされた。多く
の施設では，19世紀の終わり頃になっても，介護人は患者と同室で寝て
いたのである。彼らの仕事は，監督，病院の規則の実行，医師への報告で
あった。ようやく1870年代に，介護職の手引きや専門書が現れ，1897年
には介護職のための専門誌（『精神障害者の介護』）が発刊された。労働条件
が緩和されたのは多くの病院で世紀の変わり目であるが，これは観察室や
いわゆるベッド治療も導入された時期である。

強制なしの治療

　概念上のさらなる革新が起きたのは19世紀半ば頃のイングランドであ
った。1800年以後のイングランドでは，私設精神病院が介護を独占して
いた。公立の施設（「カウンティ・アサイラム」）に対する要求が出てきたの
はようやく1820年になってからで，1845年の法改正以後，「郡（カウンテ
ィ）」ごとに建設されるようになった。1844年には，患者2万1000人のう
ち大部分がまだ私設精神病院にいて，医師はそのことを問題と捉えていた。
これらの患者の疾患の原因は通常は脳の器質的障害であった。治療法は大

陸の方式と類似していた。隔離と物理的な強制手段（身体拘束，拘束服，殴打）が，とくに不穏患者に対しては，日常的に行われていた。

　1835年以降，ロバート・ガーディナー・ヒル（1811-1878）が，リベラルな運営が行われている「リンカーン癲狂院」の治療の有効性を実証した。1834年には，臨床的な強制処置が674件あった。ヒルの忠告にもとづき，4年の間に外部からの強制はほぼ完全になくなった。生活条件は改善され，介護人による24時間の監視で，禁止事項は守られるようになった。実際，驚くべき効果が見られた。雰囲気は自然に穏やかなものとなり，治癒者の数は増加し，入院患者の満足度も高くなった。

　ロバート・ガーディナー・ヒルは知名度が低いままであったが，ジョン・コノリー（1796-1866）はこの方法をロンドン近郊のハンウェルの大型の精神病院で採用し，「非拘束方式」と呼んだ。そして，緊急時を除いては，部屋のドアの施錠や強制措置を放棄した。コノリーは，「固定」に代えて「活動」を採用したのである。入院患者の個別の観察と介護，磨きがかけられた規則の体系，清潔さへの傾注，介護職員による常時の気配り，自由時間，教育の機会。以上がコノリーの構想に含まれていた。1856年，コノリーは自らの経験を，『物理的強制を用いない狂人の治療』のタイトルで出版した。

　反響は賛否両論だった。非拘束方式は，1860年代の終わりまでにイングランドとスイスでは浸透したが，フランスとドイツのほとんどの医師は懐疑的だった。それでも，「拮抗療法」と「道徳療法」の時代は終わりを告げ，その後の疑問は，外部からの強制と「道徳的」な強制の内面化のどちらが有効な治療か，ではなくなった。そして，強制のない治療に加え，外部からの強制と道徳的強制の両者の使用がどこまで許されるか，という問いが，以降の疑問となった。

　▶ポイント　「治癒可能」な患者と「治癒不可能」な患者との人工的な分離を緩和するための，精神病院の新しい構想が，すでに1850年より前に登場

していた。イングランドでは，ジョン・コノリーが，強制をほぼ排除した精神病院での治療を広めた。

ドイツ精神医学の専門職化——ヴィルヘルム・グリージンガー

1845年，チュービンゲン大学医学部附属病院の28歳の助手ヴィルヘルム・グリージンガー（1817-1868）は，その主著『精神疾患の病理と治療』を出版した。版を重ねたこの本は，精神医学の理論と実践の基礎を完全に統合した最初のものであり，国際的にも大きな影響を与えた。グリージンガーはもともと内科医だったが，さまざまな役職を経て，1865年にはベルリン・シャリテ病院の「精神科神経科」の主任教授に昇進した。それまでの間，グリージンガーは，1848年の失敗に終わった三月革命の周辺で共和派の立場で活動し，医学改革を提唱し，コノリーの非拘束方式を唱道していた（図表13）。

グリージンガーの説は長い間，「精神疾患は脳疾患である」という一文に短縮されてきた。しかし，この文は，彼の著書にはまったく現れていない。冷静かつアカデミックな文体で，グリージンガーは，「純粋に医学的な精神疾患の理解，ただし病的な心的現象の理解と組み合わされたかたちでの理解」を要請した（Griesinger 1861, p.4）。『精神疾患の病理と治療』の第一頁では，心の障害の「ありか」について問い，そして以下のように説明する。「生理学的，病理学的事実は，そのような臓器としては脳のみが可能である，ということを我々に示している。そこで我々は，とくに精神疾患においては，脳疾患として認識できるものを常に手にしているのである」。ところが，その次の頁では，「表象と意志の内的なプロセスは，脳という組織による知覚における内的プロセスと同様に，ほとんど理解が進んでいない」と述べられている。この矛盾はどのように説明されるのだろうか？

ヴィルヘルム・グリージンガーは疾患概念を科学的理論で扱おうとした。

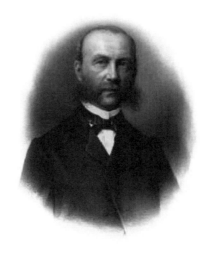

図表13　ヴィルヘルム・グリージンガー

　彼は，「身体と心の一体性」を前提とした。心は，「脳の状態の総和」であ
り，器質的な基盤の上に，自らの「固有の歴史」を持って発展する。身体
と心の両者はパラレルなものと考えられ，それぞれに固有の現実性がある。
精神疾患の症状は，常に，身体におけるその相関物と対応している。――
したがって，心は，自然科学的な医学に統合される（魂／心については，16,
51，88，125頁を参照）。

自我の心理学

　つまり，グリージンガーは，精神医学のための新たな心理学を創設した
ことになる。神経生理学の最新の状況を踏まえ，心を仲介するものとして
の「自我（Ich）」を作り出したのである。その説によると，表立って自我
を構成するのは，さまざまな程度で意識される「表象」と連想であるが，
それらは，脳に生理学的基盤を持つ「反射」によって形成される。自我の
心理学は，反射と運動，知覚，衝動，表象の間の相互作用から生じてくる。
脳の機能障害は自我を弱めるので，矛盾する情報の処理がもはや不可能と

なり，人は精神を病むことになるのだという。――このように，ヴィルヘルム・グリージンガーは，自然科学的な楽天主義を，「社会問題」の時代にあってドイツ市民社会において高まりつつあった自己意識と結合させた。すなわち，今や強い自我のみが，精神の健康を保証することになったのである。

単一精神病

こうして精神疾患の概念は，科学的な客観性概念に接近した。グリージンガーは道徳的概念には反対し，障害が腹腔や脊髄などの末梢に局在するという考えにも反対した。そうではなく，精神は，興奮抑制という脳生理学の原理に従うのだという。メランコリーとマニアは精神障害の二つの基本形であるとされた。そのことからグリージンガーは，当初，彼の師アルベルト・ツェラー（1804-1877）によって導入されたモデルである，いわゆる「単一精神病」を唱道した。

原因学説

その際にグリージンガーは，症状形成と基本障害を区別した。また，病因と病態発生の区別も行った。病像は，もはやこれまでのようには，病気そのものとは見なされないことになり，症状は基盤にある障害を示唆するものとなった。病因とは，統計学的に確かめられる原因（たとえば遺伝）に関する学説であり，一方，病態発生とは，これに対して，具体的な生理学的な原因と結果の関係に関する学説である。原因には，身体的原因（神経病，頭部外傷など），混合型の原因（アルコール依存症，貧困など），心理的原因（うつ，心的外傷など）がある。心理的原因は，グリージンガー（Griesinger 1869, p.169）によると，「最も頻度が高く，最も多産な，狂気の源である」。というのも，病態発生的な感情は，しばしば「脳の強い興奮状態を引き起こす」か，あるいは他の臓器に作用し，それが翻って脳を傷つけるからである。

同等の扱い

ヴィルヘルム・グリージンガーは，精神医学の患者を身体の病気を持つ患者と同等に扱うよう要請した。精神病院も病院である，と彼は述べる。「治癒可能」と「治癒不可能」との区別はやめるべきであり，後者は長期にわたって治療されなければならない。治療されるべきなのは疾患だけではなく，病気を持つ，全体としての人間の治療もとくに必要であると説いた。それゆえ，精神の治療法と身体の治療法は，グリージンガーにとっては「絶対的に同等の権利を持つ」のである（ebd. S.471）。

グリージンガーは，非拘束方式の長所は証明済みと考えていた。「治療介護部分結合型精神病院」のモデルよりも，「治療介護混成型精神病院」のほうを好んだ。後者は急性の症例と長期患者とを一緒に治療できるからである。「田園型の施設」に移すことには反対で，新規の受け入れ患者は住まいに近いところで治療すべきとの考えであった。比較的大きな都市のすべてに，救急の医療機関が置かれるべきと考えた。長期患者を地方の農業共同体で生活させることや，家庭による介護も有用と考えた。ここにはすでに，現代における共同体精神医学的な介護への契機が窺える。

神経学

最後に，グリージンガーは，大学における研究や教育を促進した。晩年に強化された神経病理学の部門に在職し，神経学と精神医学の講義を融合させた。そして，彼の在職していた部門は，「精神科・神経科」という名称を得た。これに加え，死去する直前の1868年に『精神医学神経疾患雑誌』を創刊した。この雑誌は長命となり，1844年以来存続している『精神医学と心理・法医学の総合誌』とともに，19世紀のドイツ語圏精神医学の最重要な機関誌の一つになった。

▶ポイント　ヴィルヘルム・グリージンガーは，19世紀の中葉からドイツの精神医学を自然科学へと方向づけ，医学および大学の専門分野として強化

した。加えて，自我の心理学を発展させ，共同体での介護の構造を促進した。

神経精神医学と退化理論

ヴィルヘルム・グリージンガーは，精神障害の学問を医学の中にしっかりと根づかせた。さしあたり，「心理派」理論は力を失っていった。精神は生理学に基礎を置く意識の諸機能に分解した。

1870年代と1890年代の20年間には，神経科学上の成果が継続的に得られた。研究の場は次第に大学に移り，精神病院での実践からは，ほとんど完全に切り離された。

「進行麻痺」

自然科学上の爆発的発展の一番の典型例は，いわゆる進行麻痺（梅毒の最終段階）が感染性の病因を持つことが，段階的に解明されたことである。ハインリヒ・シューレ（1840-1905）が1872年に説得力のある脳の解剖所見を発表した後，1905年にその病原体が発見された。ついに，その時点まで謎だった精神病性の疾患の一つが，医学的原因に帰せられたのである。

同様に，カール・ヴェルニッケ（1848-1905）の言語障害に関する神経学的研究も，先駆的な成果であった。神経科学的なアプローチにより，脳の構造と機能，脳細胞の構造，感覚生理学，心理能力の局在に関する知見が豊かなものとなった。さまざまな神経路が区別され，脳の個別の諸領域において電気的興奮が生じていることが証明された。これらの研究は，1906年にノーベル賞を授与された「脳は情報処理を行うネットワークであり，そのネットワークは個別のニューロンから成り立っている」という理論を準備するものであった。

テオドール・マイネルト（1833-1892）による，すべての心理症状は脳の神経学的欠落現象と「栄養障害」である，というテーゼもよく知られていた。バランスのとれた立場から，生物学の成果と新興しつつある自然科学

109

的心理学とを結合させる者もいた。グスタフ・テオドール・フェヒナー（1801-1887）の精神物理学や，ヴィルヘルム・ヴント（1832-1920）の生理学的心理学が重要であった。ヴントは，1879年以降，世界初の心理学実験室をライプツィヒで運営し，今日の学術的心理学の基礎を築いた。

退化理論

疾患治療の社会的現実と学術的な疾病研究との不一致によって，概念上の空隙が生じた。そして，この空隙に，いわゆる退化理論の形をとったあからさまな生物学的・イデオロギー的なアプローチが根を張ることが可能となった。「変質（Entartung）」というこの理論を代表するのは，1857年以降フランスで活動したオーストリア出身のベネディクト・オーギュスタン・モレル（1809-1873）である。わずかな年月のうちに退化理論は専門家の間で有名になった。中心的な問題は，慢性障害や器質的所見が見られない「機能障害」について，遺伝可能性を仮定するかどうかであった。ここでいう機能障害とは，神経症およびいわゆる「体質的な虚弱」（Pick 1989）のことである。

遺伝理論から，モレルは，とりわけ下層社会階級において疾患が高頻度であることを説明した。その説によると，精神障害は最初，外因によって引き起こされる。つまり，「獲得性」の精神障害が世代の経過とともに遺伝的に伝えられ，子孫になると，その頻度は高まり何倍にもなるという。退化理論は，社会経済的な貧困化，逸脱行動，そして「文明病」を，生物学的概念によって一括して説明してくれるもののように見えた。

この退化理論を，当時はまだ統計学的証拠のみを基礎に置いていた通常の遺伝学と混同してはならない。当時の遺伝学は，退化の当事者の特別な「スティグマ（烙印）」すなわち身体的奇形を想定することもなかったし，世代を重ねるごとに頻度が増加するとも想定していなかった。科学的遺伝学は，1900年以降，メンデルの遺伝法則が再発見されて，ようやく厳密な科学として成立するようになるが，その前の時代であったことも，憶測

にもとづく退化理論が通用した理由である。人口政策的な要請と結びつい
て，退化理論は，20世紀の前半，「人種衛生学（Rassenhygiene）」〔訳注：望
ましくない遺伝子を持つと考えられた集団を排除し，民族の純血を保つことを求め
る思想。ドイツではゲルマン民族至上主義と結びつき，ナチス政権下でユダヤ人を
迫害する政策の根拠となった〕イデオロギーの起源の一つとなる。

　ヴィルヘルム・グリージンガー（Griesinger 1861, p.157ff.）は，個人にお
ける「健康」と「病気」の間の移行を，遺伝による「素因」または「体
質」の概念で説明可能とするために，退化理論の構想を部分的に受容した
（Roelcke 1999, pp.88-95）。素因というこの概念は，多くの精神医学者が取
り上げた。たとえば，イレナウのハインリヒ・シューレやリヒャルト・フ
ォン・クラフト＝エビング（1840-1902）であるが，彼らは素因概念を用い，
病気の概念を，日々の苦悩，犯罪，神経質状態，異常な性嗜好にまで拡大
したのである。

「ヒステリー」

　フランスでは，近代神経学の共同創始者であるジャン＝マルタン・シャ
ルコー（1825-1893）が，「ヒステリー」の基盤（興奮性，被暗示性，麻痺）を
同定するために，催眠術を用いた研究を行った。そして，ヒステリーは遺
伝性の障害であると仮定したのであるが，これはさらに退化説と結びつく
場合もあった。若い頃のジークムント・フロイトは，同じく神経医として
出発し，1885-86年にはシャルコーの聴講生だったが，精神分析の開発の
過程で別の道を選び，ヒステリー現象を心理的で外傷的な原因に帰した。

　▶ポイント　1870年以降，大学では神経科学研究の爆発が始まり，今日
まで残る知見へとつながった。同時に，「変質」というイデオロギー的な理論
が，精神医学分野において確立された。

精神障害者法についての論争

　19世紀末の20年間，ヨーロッパと北米で，元患者らが精神病院の治療／処遇に抗議する大量のパンフレットが出版された。ドイツ語圏では，著者らは「精神障害者法」の改正を要求した。違法な入院措置の実践，定員オーバーの精神病院，強制治療に抗議するパンフレットが，この要求の口火を切った。1892年には，保守派の牙城『新プロイセン新聞』が，111名の著名人の署名入りで，「精神病院の規制・監督を強めよ」との呼びかけを掲載した。こうして90年代には，ジャーナリズムという点でもうまく計画された社会運動が形成された。たとえば，ヴィルヘルム・クーンレ（Kuhnle 1894, p.50）は，「無実の罪で4年間ヴュルテンベルクの精神病院に」というタイトルの文章で，次のように主張した。医師によって承認された自由剥奪による恣意的な「犯罪」や「強姦」は，考えられているよりも頻繁にあり，「警察精神医学」に対する当事者の抵抗は，しばしば，単に病気の新たな症状と解釈されているのだと。

　体制内部で議論し，改革提案を出した精神科医もいれば，パンフレットの著者らを好訴妄想者であると見なした精神科医もいた。一方で，抗議に参加した精神科医もいた。苦情として一般的に見られたのは，介護人の不十分な教育，強制治療の増加であった。ただし，1890年代以降は，観察室での「ベッド治療」が最新の成果と見なされた。つまり，すべての新入院患者が数日のベッド安静を義務づけられたわけだが，それは不活発と退行を促した。入浴治療，水治療，隔離，作業療法と並んで，すでに，化学的鎮静剤が存在していた（1850年以降にブロム剤，1870年以降に抱水クロラール，1903年以降にバルビツール酸）（薬物療法については13, 57, 112, 141頁を参照）。

　1890年代の半ば，いくつもの州議会やドイツ帝国議会で議論が開始された。というのは，少なくとも法的な批判は根拠なしとは言えないように見えたからである。フランスやイングランドとは違って，ドイツには統一

的な非自発入院法は存在しなかった。また，60年代から，ほとんどのドイツの領邦において，入院措置の意思決定権は，行政命令から次第に警察や精神病院長へと移行していた（Kuban 1997, p.47-70）。こうして，プロイセンでは，1894年と1896年に，入院に関する法規が公布された。一方，精神病院長自体が施設の過密について苦情を述べていた。19世紀初めと同じく，19世紀の終わり3分の1においても，患者数は急速に増加したのである。

病床占有率

ビスマルクの社会政策は社会の矛盾を解消することを意図したものであったが（健康保険1883年，労災保険1884年，老齢・退役軍人保険1889年），精神病院は，社会的弱者および社会保険未加入の患者でいっぱいになった。同時に介護の質は低下した。数字がこのことを証明している。1865年，ドイツ全土で公立・私立合わせて精神病院は171施設存在し，入院患者1万9550人に対して全体で261人の医師がいた。すなわち一医師当たり患者75人となる（Laehr 1865）。その33年後（1898年）には，精神病院はすでに262施設，患者数は7万4078人であり，医師は741人であった。つまり，平均すると一医師が100人の患者を診なければならなくなっていたのである（Marx 1994, p.51）。

つまり，抗議運動は，現実の政治的・法的な矛盾に取り組んでいたことになる。しかし，この運動は，挑発的かつ好事的なかたちで批判を行うことが多かったのに加え，法的な次元において硬直し，急進リベラルおよび愛国保守的な立場に近づいた。その際，広範な「社会問題」は認識されず，精神医学上の疾患概念の科学的問題にも触れられることはなかった。

非自発入院法

ドイツ帝国議会は，最終的には1897年に，非自発入院法を帝国法の規定として要求したが，成立するに至らなかった。1909年，「精神障害者の

法と福祉のための同盟」が結成され，弱体化した運動がそこに集結した。ワイマール共和国では，1924年，帝国精神障害者保護法案が廃案となった。そのため，今日まで，非自発入院法は，連邦で統一的に制定されておらず，保安法的あるいは福祉法的な色彩を持つ，個別の州の精神疾患法を根拠にしている（法については23, 79頁を参照）。

　19世紀の間に，重症の精神のやまいを社会がどう扱うのかということの解釈において，精神医学は，ヨーロッパと北米で最高潮に達した。ヴィルヘルム・グリージンガー以後は，自然科学の爆発的発展の時代であり，この流れは20世紀初期，エミール・クレペリンによって引き継がれ，担われることになる。ただし，一方では，足りない部分を精神科学的，社会科学的な了解のアプローチ（カール・ヤスパース，ジークムント・フロイト）によって補われることになった。

第6章

20世紀
バイオサイコソーシャル精神医学への道

20世紀，精神医学の社会的重要性がますます議論されるようになった。すでに，1900年代の最初の20年間において，その秩序法的機能，社会の保安機能に関して議論はされていた。というのも，精神病院は，社会的・経済的弱者を保護する場所に逆戻りしていたからである。1880年と1913年の間に，患者数が再び急増した。130以上の病院が新設され，入院患者の総数は，1910年に総人口6500万人を抱えていたドイツ帝国において，4万7000人からおよそ24万人に増大した（Siemen 1999, p.15）。患者の殺到に対処するために，1000人以上の収容能力を持つ大病院が続々と開設された。

再度，精神医学という専門分野の社会政策的な意義に対して疑問が投げかけられた。一方では，ドイツの精神科医は，帝国後半期やワイマール共和国では学問的に尊敬された専門職であったが，1933年以後ナチスの，病人や障害者の殺害による人口政策に関与することになった。ワイマール共和国では，精神医学の思考や行動は，人道的で患者志向のアプローチから後の殺害行為のイデオロギー的モデルとなるものまでを含む，幅広い専門性のスペクトラムに立脚していた。以下，まず，このスペクトラムを示していくが，その際には，エミール・クレペリンの業績，ヘルスケアシステムのさらなる近代化，そしてジークムント・フロイトの精神分析に重点

を置いて述べる。

臨床精神医学の体系の確立——エミール・クレペリン

エミール・クレペリン（1856-1926）の業績は20世紀の臨床精神医学に決定的な影響を及ぼした（図表14）。研究者としてのクレペリンは多方面に興味を広げ，一方で臨床医としては鋭い観察眼を備えていた。彼の主著『精神医学の教科書』は，1915年までに，3巻からなる精神医学の知識の集成へとふくらんだ（Hoff 1994）。以下の三つの側面に着目したい。すなわち，その経歴の初期における実験心理学に対する関心，分類システムの作成，そして社会政策への関与である。

実験心理学

クレペリンは，1856年メクレンブルクのノイシュトレーリッツに生まれ，ヴュルツブルク大学に学び，ミュンヘン大学で専門医資格を取得した。1882年からはライプツィヒ大学に移り，1879年にヴィルヘルム・ヴントによって設立された世界初の心理学研究所を知るに至った。この研究所においてヴントは，20世紀初頭における学術的心理学の方法のモデルを創出した。その後の心理学への貢献としては，ほかにイワン・ペトローヴィチ・パヴロフ（1849-1936）による1897年以降の「条件反射」の発見や，ジョン・ブローダス・ワトソン（1878-1958）による1913年以降の「行動主義」の概念が挙げられる。行動主義の研究者は意識の内容を無視し（「ブラックボックス・モデル」），実験的統制が可能な刺激条件に依存する，測定可能な外的行動にその関心を集中した。このワトソンの概念が修正され，学習理論のかたちをとることで，20世紀後半になって，最初の行動療法概念が登場することになる。

ライプツィヒでクレペリンは，実験的・生理学的なパフォーマンス測定を始め，いわゆる「作業曲線」に発展させた。すなわち，たとえば足し算

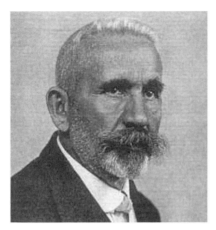

図表14　エミール・クレペリン（1900年頃）

を続けるなど，被験者に作業を行わせ，そのパフォーマンスを時間帯，食事摂取，熟練度，注意力，医薬品使用の影響との関連から検討し，数学的モデルに変換したのである。本来クレペリンは心理学者になりたかったのだが，お金を稼ごうと精神科医の職を選んだ。それでも，心理を扱うこの新しい「経験科学」には，「心の生理学へと移行する」潜在的可能性があり，「精神医学に対しても，利用可能な基盤を提供することができる」とクレペリンは考えた（Kraepelin 1903, p.7）。つまり，クレペリンは，厳格な神経病理学的志向を持った人物ではまったくなかったのだが，自然科学的な客観性概念を満たすために，「自然な疾患単位」の特徴を探し求めたのである。

　いくつかの赴任地を異動後，クレペリンは1891年，ベルリン，ミュンヘン，チュービンゲン，チューリヒと並ぶドイツ語圏精神医学の中心地の一つ，ハイデルベルクで教授職を得た。ハイデルベルク大学でクレペリンは，患者の症状，入院時診断，経過，退院時診断を記録し，「集計用カード」を絶えず更新し続けた。そして年単位の時間の経過とともに，精神障害の経過における類似点に気づいた。そして，それらの類似点を予後判断

に利用できると考えたのである。この「臨床的方法」は疾患学説に革命を起こした。横断像に重点を置いた過去の症候学的方法が，縦断面に重点を置いた経過観察にとって代わられたからである。

　実際それまでは，疾患の名称には，混乱するほどの多様性があった。「精神病（Psychose）」という概念はたしかに知られていたが，1900年頃には普及していなかった。好んで使われた集合的概念は，重度の障害に関しては「単純性精神障害」と「パラノイア」であり，これらは精神病院入院患者の75％以上を占めていた。「ヒステリー」と「神経衰弱」は軽度の障害で，外来で治療されることが多かった。加えて，精神病院入院患者のうち平均して約10％は梅毒の最終状態である「進行麻痺」だった（Kraepelin 1909, p.178）。もっとも，このことはクレペリンが自己批判して強調していることであるが，精神障害の大部分について，仮定された脳生理学的・脳解剖学的原因との関係は，不明のままに留まった。認識可能な器質的基盤がない場合には「機能障害」と呼ばれたが，パーソナリティ障害，神経症，さらには精神病においてさえそうだったのである。

分　類
　経過と予後についての知識にもとづき，クレペリンは1893年，「デメンティア・プラエコクス」（ラテン語で「早発性痴呆」の意味）という概念に到達した〔訳注：2004年にdementiaの邦訳が「痴呆」から「認知症」へと変更された。しかし，dementia praecoxの邦訳としては従来「早発性痴呆」の語が用いられてきているため，本書ではそれに準ずる〕。これは，今日の「統合失調症」概念の直接の前身である〔訳注：2002年にschizophreniaの邦訳が「精神分裂病」から「統合失調症」へと変更された。本書では一貫して，変更後の訳語を用いる〕。クレペリンは，1899年，パラノイアという集合概念を持続性の妄想様障害を持つ少数の患者群に縮減し，器質性精神病と心因性精神障害とを区別し，「躁うつ病」というカテゴリーを作った。こうして，一方では，予後不良な統合失調症のグループが，他方では，予後良好な躁うつ障害群のグ

ループが生み出された。

　教科書の第8版（Kraepelin 1909/1915）で，クレペリンは厳格な分類システムを提示した。このシステムには，「内因性」の障害（早発性痴呆，てんかん，躁うつ病），器質性の基盤を持つ障害（たとえば脳損傷あるいは中毒の結果），「心因性」の障害（ヒステリー，パラノイアなど），「精神病質のパーソナリティ」，精神遅滞（「オリゴフレニア」）が含まれていた。今日用いられている分類（ICD, DSM）も，原理的には，クレペリンによるこの分類の構造を基礎としている。この分類システムは何度も改定されたが，統合失調症と感情精神病という基本的な二分法は維持された。ただし，米国のジョン・カサーニンは1933年の時点ですでに，「統合失調感情精神病」という中間グループを提案しているのではあるが。

　クレペリンは1903年，ミュンヘンで精神医学の教職と，新設の精神病院の院長に招聘された。何人かの共同研究者がクレペリンに同行した。その中には，妄想研究者であり精神遺伝学志向のチュービンゲン学派の創設者であるロベルト・ガウプ（1870-1953）もいた。また，1906年に認知症についての業績を発表した神経病理学者のアロイス・アルツハイマー（1864-1915）もいたが，彼が報告したタイプの認知症疾患はその後，アルツハイマー病の名で知られることとなった。

　ミュンヘン時代に，クレペリンはほどなく国際的な大家と見なされるようになった。第一次世界大戦の最中の1917年，私財の寄付を得て，大学外の研究所であるドイツ精神医学研究所を設立した。この研究所は，その後，何段階かの組織の変遷を経て，今日のマックス・プランク精神医学研究所となった。

　ミュンヘンでは，クレペリンの社会医学的関心もまた強まった。法医学のテーマにも取り組み，アルコール依存症患者の治療型病院の建設に尽力した。この関与にはナショナリズム的・保守主義的な特徴があった。彼は，退化理論のロジックにもとづく科学的論拠によって，「国民の健康」の危険を訴える議論を支持した。プロレタリアートの貧困化，あるいは，「怠

け者」や「浮浪者」のアルコール依存症，同様に「価値のない人間のくず」(Kraepelin 1909, p.96) は，大部分「変質した体質」(Kraepelin 1909, p.169) に帰せられると考えた。そして，この体質は「変質の徴候」（身体的奇形）を通して認識され，「自然淘汰」による適者生存にはそぐわないと考えた。

　エミール・クレペリンは，つまり，生物学的・ダーウィニズム的な文化批判のイデオロギー的な語彙を用いていたのである。この文化批判は，最終的には，「国民の健康」という利益のために，人口政策的な意味で予防的で「優生学的」な手段が不可欠と見なすようになる（Engstrom u.a. 2006）。優生学，「生きる価値のない生命」，そして人種の「混交」への不安についての議論は，1920年代には国際的にも広く行われていた。しかし，クレペリンの立脚点には，政治的な偏りが表れているだけでなく，患者の生活世界からの距離が彼の臨床実践の特徴であったことも表れている。

　つまりクレペリンは，臨床的方法論を創設し体系化した人物として称えられるだけでなく，その政治的な立場，原因学説，医師患者関係において，批判的に見られるべきである。英国の精神医学史家マイケル・シェパードは，このことについて，「クレペリンの二つの顔」と述べている（Shepherd 1995）。このような矛盾にもかかわらず，クレペリンは20世紀の主流となった生物学的志向の精神医学の先駆者である。

　▶ポイント　エミール・クレペリンは，臨床の方法と自然科学的なプログラムを背景として，疾病体系を標準化した。ただし，彼の社会政治的な立場は生物学的・ダーウィニズム的な特徴を持っていた。

仲介者——カール・ヤスパースとオイゲン・ブロイラー

　クレペリンの業績に加え，1910年頃，カール・ヤスパース（1883-1969）とオイゲン・ブロイラー（1857-1939）の業績により，さらに二つの重要な概念が出現した。

了解精神病理学

　カール・ヤスパースはハイデルベルク大学附属病院で働き，1913年，『精神病理学総論』を出版した。出現しつつあった精神科学（マックス・ヴェーバー，ヴィルヘルム・ディルタイ）と哲学的現象学（エトムント・フッサール）に感銘を受け，ヤスパースは，精神病理学的な現象，たとえば妄想や幻覚を，個人的な感情移入によって，精密な記述と心理学的了解を通じて捉えようとした（Brückner 2009）。このためヤスパースは「了解精神病理学」の創始者と見なされているが，まもなく精神医学から離れ，著名な哲学者となった。

　ヤスパースの業績は，簡略化されたかたちではあるが，心理学的に了解可能な症状を自然科学的にのみ説明可能な症状と区別したことにある，と見なされることが多い。たとえば感情的な欲求は妄想観念によって満足させられるということは了解可能だとしても，ではなぜ精神病性の現象がそのようなものとして現れるのかは，身体的にのみ説明が可能である，とヤスパースは考える。つまりヤスパースは，精神病性の基本障害を研究する中で，発生的了解の限界にぶつかった。この限界については，すでに150年前にウィリアム・バッティとイマヌエル・カントが，これらの障害は遺伝障害であるに違いないという結論を出すに至っていたのである。ただヤスパースの時代には，「内因性障害」という表現が一般的であった。

内　　因

　「内因」という表現で退化説の理論家パウル・メビウス（1853-1907）は，説明のつかない，おそらくは「内的な」原因から生じる障害（パーソナリティ障害，精神病）を名指し，「外因性」障害と区別した。「内因」という鍵概念によって，単なる仮説が秩序立った原理となったが，この概念は「治癒不能」という判断としばしば同等と見なされたため，議論を巻き起こすことになった。原因にもとづいた分類に関する問題の一つを，1912年のカール・ボンヘッファー（1868-1948）の知見が示している。つまり，さま

ざまな外因性の病因（たとえば頭部外傷，感染，中毒）は常に類似の意識障害（覚醒度の低下と意識の清明度の低下）を引き起こすため，大まかな精神病理学的な状態像からの推論で，その病因を導き出すことはできないのである。一方で，ヒステリーやパラノイア性の発展は，「心因性」の障害に含まれる。1918年エルンスト・クレッチマー（1888-1964）は，持続性の妄想様の障害について，性格，環境，体験が影響を及ぼしていることを明らかにした。

　原因にもとづいた分類は，1970年代に至るまで，クルト・シュナイダー（1887-1967）の「三つ組システム」によって行われ続けた。この分類システムは，主要な障害群として，「内因性」，「外因性」，「心因性」のみを想定していた。今日，このシステム，とくに「内因性」という表現は古くなっており，それよりも多因子原因モデルが好まれている。さらに，現在の分類システム（ICD, DSM）の疾病概念は，「精神障害」という中立的な概念に明確に置き換えられている（Dilling u.a. 2004, p.22）。

　最後に，チューリッヒ大学病院の主宰者オイゲン・ブロイラーが，精神分析からの影響を比較的早期に受け入れた潮流の代表者である。この流れには米国の精神科医アドルフ・マイヤー（1866-1950）も属していた。カール・ヤスパースは精神分析を生涯にわたって拒否したが，ブロイラーは精神分析家カール・グスタフ・ユング（1875-1961）とも共同研究を行った。ブロイラーは実験研究の支持者でもあったが，1909年から彼の病院では，優生学的不妊手術と報告書作成を数例について認可している。精神分析に対しては，取り込まれることはないが，批判的に許容する立場であった。

統合失調症

　ブロイラーは1911年，「早発性痴呆」を「統合失調症のグループ」へとその名称を改め，統合失調症が通常は知的能力の解体につながるという主張を否定した。むしろ，ブロイラー（Bleuler 1911, p.6）が示したかったのは，「さまざまな精神機能の分裂」であり，基本症状（思考，意欲，感情）

と，「副次的」で，必ずしも必発ではない症状（妄想，幻覚，錯乱）とを区別した。基本症状のみが病像の単位と下位病型を決める（Bernet 2013）。すなわち以下のようになる。

- ・前景に妄想をともなう「パラノイド（妄想型）」
- ・著明な運動障害をともなう「緊張病（カタトニア）」
- ・明確な副次症状を有する「破瓜病（ヘベフレニー）」
- ・「基本症状」だけが現れる「単純型統合失調症」

　これらの病型は，今日でも有効である。症状分類についてのブロイラーの用語は古くなり，今では，統合失調症の「陽性症状」（妄想，幻覚，運動性の症状），「陰性症状」（社会的引きこもり，アンヘドニア〔失快楽症〕，意欲欠如）という言葉が使われている。

無意識の重要性——ジークムント・フロイト

　20世紀の文化史と人間像は，ジークムント・フロイト（1856-1939）により決定的な影響を受けた。精神分析は19世紀に芽生え，病院の外部で，神経症患者の私費診療において始まった。つまり，その患者はクレペリンが目にしていた患者群とはまったく異なっていた。この二人の研究者の間に対話はなかったし，そのアプローチもあまりに異なっていたが，共通点はあった。両者とも「神経科医」で，心理学的なアプローチを導入し，自らを自然科学者と考えており，社会文化的問題を深く考えていた。

　フロイトは1856年，モラヴィアのフライベルクで生まれ，ウィーンで育った。ウィーン大学で医学を学んだあと，神経科医として働き始め，1883年以後，病院勤務医として，テオドール・マイネルトの下でウィーンの精神医学を学んだ。1885年から86年にかけて，パリの神経科医ジャン＝マルタン・シャルコーの聴講生であった。1886年に開業し，1885年から1902年までウィーン大学で神経病理学を学んだ。

　シャルコーの催眠療法はフロイトの興味を喚起し，同僚のヨーゼフ・ブ

ロイアー（1842-1925）との共著で1895年『ヒステリー研究』を出版した。
フロイトは「ヒステリー性」の症状（神経痛，無感覚，けいれん）を「心因
性の外傷」表現であると解釈し，その記憶の回想は患者によって「防衛」
されていると考えた。切り離されていた心の傷の記憶が生活史の中で認識
され，語られ，意識の中に統合されると，ヒステリーは治癒可能となると
考えた。1896年，彼はブロイアーの示唆を受け，患者からの自由連想を
解釈する手法を精神分析と名づけた。

無意識

　継続的に自己分析を重ね，フロイトは自らの構想を1900年に出版され
た『夢解釈』において発表した。フロイトによると，夢は意味のある現象
である。同じく，精神症状も意味のある現象であるし，ごく正常な，一見
すると偶然の言い間違い（「失錯行為」）も意味のある現象である。夢とは，
無意識の本能的な願望と自我による防衛との間の葛藤から生じる，歪めら
れた願望充足だとされる。ここでフロイトは，「抑圧」された情動と想念
から「無意識の動き」が生じると仮定した。フロイトの出発点は，活発な
小児性欲である。というのは，人は誕生以来，快楽の獲得を追い求めるか
らだという。フロイトは，克服されない内的葛藤という理論に依拠して，
病気についての新しい概念に取り組んだ。そして，病気の原因となってい
る葛藤を，精神分析という共同作業関係の中で，解釈によって解決すると
いう可能性を研究した。

エス，自我，超自我

　1923年，フロイトは人格の三つの審級モデルを提案した。「エス」とは，
抑圧された欲動を代表するものとしての無意識である。これに対して，
「自我」は認識，思考，現実支配を制御している。そして「超自我」は，
良心と理想の審級である。人間は最初から欲動の充足を求めるが，外部世
界は多くの本能的な願望を否定するため，願望を否定するものとしての外

部世界が内面化されるのだという。人生の中では，審級内あるいは審級間において葛藤が生じる。それらの葛藤は，自我の成熟度に従って，抑圧されるか現実的に対処されなければならない（魂／心については16，51，88，106頁を参照）。

精神分析療法

精神分析療法は，1900年頃には前代未聞だった，新しい種類の医師患者関係にもとづいて行われる。この治療では，症状の内容や意義について考えるために，内省と対話の用意が双方向的に存在することが，決定的に重要である。ここでの治療とは，きわめてプライベートな事柄である。週何日も患者はソファに横になり，自らを分析家に委ねることになる。患者は自由連想を通して，抑圧されていた葛藤を徐々に思い出し，これが治療者に対する「転移関係」にもとづいて繰り返され，それによって葛藤は意識的に徹底操作される。――「エスがあったところに，自我があるべきである」というスローガンに従って。分析家の責務は，思い出されたものの解釈，つまり，患者のいわゆる「ファミリーロマンス」への共感的な了解を行い，患者の発達段階において生じた葛藤に症状を帰すことである。これが，多数の患者で，とくに比較的軽い障害の患者で，有効であることが証明された。

1910年，国際精神分析協会が設立された。しかしフロイトは，カール・グスタフ・ユングやアルフレッド・アドラー（アルフレート・アードラー）（1870-1937）のような優秀な弟子たちと反目するようになった。第一次世界大戦で受けた衝撃から，1920年には「死の欲動」という概念を導入した。1920年代は，彼の著述活動の絶頂期であった。1938年のナチスのオーストリア併合後，フロイトは家族全員でロンドンへ亡命した。晩年にはがんが悪化し，1939年に死亡した。

精神病

　フロイトは晩年になっても，精神病の精神分析による治療が可能だという考えに反対していた。反対の理由は，精神病の患者は精神分析の共同作業の関係を保持できないという点にある。理論面では，彼は1894年以来たびたびこのテーマを扱っていた。1911年，フロイトは，ザクセンの裁判官ダニエル・パウル・シュレーバー（1842-1911）の長年にわたる妄想性精神病について，精神分析の方向性を示すような一つの症例分析を報告した。シュレーバーは自らの体験を，1903年に出版された『ある神経病患者の回顧録』という本で詳細に描写していた。フロイトはシュレーバーの症状を，抑圧された同性愛的な欲望が投影によって自らに向けられたものと理解した。そして，幼児期に父親から受けたひどい心の傷による自尊心の葛藤が，無意識のまま固着しているのだと，シュレーバーの症状を説明した。シュレーバーの父親，ダニエル・ゴットロープ・シュレーバー（1808-1861）は，彼に因んで「シュレーバー菜園」と名づけられた家庭菜園の唱道者であったが，その荒々しい教育方法でも知られていた。

　つまりフロイトのモデルは，「自己愛的な」基底障害と症状形成の両者を含むものであった。今日，精神分析家はこのような「早期の」障害については，葛藤による病理が原因と考えることは少なく，むしろ自我の構造における重大な弱点の結果であると考える。そして，そのような考えに従って，従来の方法を修正し，より直接的な共同作業関係によって治療を行う（Mentzos 2009）。

　フロイトの時代，すでに活発な学派形成が始まっていた。カール・グスタフ・ユングの「分析心理学」，アルフレッド・アドラーの「個人心理学」に加えて，古典的精神分析の内部の「四つの心理学」という言い方が今日なされる。

　「欲動理論」はフロイトの見解に帰せられ，「対象関係論」（メラニー・クライン，オットー・カーンバーグ）は幼児期の病態発生的な対人関係パターンに焦点を当て，「自我心理学」（アンナ・フロイト，ハインツ・ハルトマン）

は自我の発達と防衛機制に焦点を当て，「自己心理学」（ハインツ・コフート，ダニエル・スターン）は本来の自己の同一性と複数の自己表象についての研究を行った。もう一つの領域は，精神分析的社会文化理論（エーリヒ・フロム，ハリー・スタック・サリヴァン）である。

　精神分析は，常に批判の目を向けられてきた。厳密な専門教育，さまざまな組織・理論家の間の抗争は，教条主義の特徴を一定程度示していた。問題が一層大きいと思われたのは，患者に対してしばしば分析家の解釈が絶対の権威を示すことと，治療期間が長いことである。さらに概念の構築にも批判がなされた。たとえば，「エス」，「自我」，「超自我」のような三つの審級が，有用な作業仮説であるのみならず，実在する単位であるかのような印象を喚起する点に対してである。これに加え，これらの概念の多くが，部分的に，典型的な市民層の葛藤とそれらの葛藤を私的なレベルで処理するやり方を反映しており，精神分析の治療効果ともども，経験的な証明はほとんど不可能であると言われてきている。

　臨床精神医学と精神分析の関係について，精神医学史家のハインツ・ショットとライナー・テレ（Shott & Tölle 2006, p.124）は，フロイトは「精神医学をめぐる20世紀の論争に持続的に」影響を与えたと要約している。ただし，両者の相互受容は，これまでも現在も一筋縄ではいかない。神経学と精神医学から出発して，フロイトは初め，専門領域では孤立したが，遅くとも1910年からは，スイスと米国で評判を勝ち得た。1920年以降，精神分析はヨーロッパでも世間一般に認められるようになった。ナチスは精神分析を1933年に禁止した。しかし，多くの移民が米国で精神分析を広めた。そして米国では，精神分析は，確立された精神医学の内部で受け入れられ，さらに発展することになった。ようやく70年代になって，米国でもその影響力は失われていったのである。

　ドイツでは，逆の様相を呈することになった。精神科医療における精神分析の実践は，心身医学という回り道をして，ようやく60年代になってから，専門性を備えた実践として承認された。1967年以降，医療保険の

給付対象となっている。外来の心理療法としては，今日，行動療法と並んで，修正簡略化されたかたちで実施されている（「深層心理学療法」）。

　▶ポイント　ジークムント・フロイトは，近代的心理療法の中心的な先駆者の一人であるが，精神医学に対する精神分析の関係は，両価的なままに留まった。とくに精神病については，精神分析による治療は困難であり，治療の実施には多くの経験が要求される。

ワイマール共和国での医療の状況

　精神医学も，第一次世界大戦の惨禍の直撃を受けた。心的外傷を負った兵士，「戦争神経症」，「戦争震え症」が観察され，軍隊精神医学的に治療された。これにより，19世紀の後半に始まっていた心的外傷研究が活性化した。他方，栄養失調によって，高齢で身体疾患を持つ患者が危険にさらされた。ドイツの精神病院では，1914年から18年の間に，約7万人が死亡した（Faulstich 1998）。1917年から18年にかけての「飢えの冬」は，精神障害を持つ患者にとっては，とくに厳しいものとなった。1918年には3分の2が空床になったが，それでもなお，17万人の患者が収容されていた。100以上の施設が閉鎖された。

　精神病院での治療は，1900年以降，ベッド治療に変わっていった。新患者は，観察室で数日間床上安静を命じられ，一部は屋外での横臥療養もあった。1903年以降，医師は鎮静剤としてバルビツール酸を利用可能となった。非常に興奮した患者は，スコポラミンのようなアルカロイドで鎮静させられた。閉鎖された浴槽での何時間も続く温浴療法が，不穏な患者への標準療法として，1940年代まで用いられた。依然として精神科介護人の賃金は低かった。介護人は精神病院に居住し，違反行為は病院規則によって厳密に規制されていた。1912年になって初めて，職員の労働組合が組織された。1920年頃，さらに専門的議論がなされ，2年間の教育課

程が設置されることになった。

侵襲的治療

　1920年代，30年代には，精神症状は人工的に引き起こされたけいれん発作の後では軽くなるとの観察にもとづいて，新しい治療法が開発された（1927年から「インスリン療法」，1929年から「カルジアゾールけいれん療法」，1938年から「電気けいれん療法」）。これらの方法は20年以上にわたり，統合失調症治療の主流となっていた。1950年頃には，精神病性障害を有する患者は，多くの施設で，その半数以上が電気けいれん療法を受けた。電気けいれん療法は，今日では，修正された方法によって行われ，また厳密な適応条件下で行われているが，電気けいれん療法以外のショック療法は，50年代，60年代には放棄された。

　ポルトガルのエガス・モニス（1874-1955）は，1935年に実施した精神外科に関して，信奉者らの強力なロビー活動によって，1949年ノーベル賞を受賞した。脳組織の手術的破壊（白質切截術）は，重症の統合失調症，あるいは重症の強迫症状を緩和したが，しばしば重大な人格変化につながった。今日の低位脳手術では，脳の小領域を狙って破壊あるいは刺激するが，神経疾患（パーキンソン病，てんかん）にその適応が限られている。ただし，強迫症やうつ病への適応拡大が議論され，臨床研究も実施されている。

　ワイマール共和国では，二つの改革運動が重要である。一つはヘルマン・ジーモン（1867-1947）による「積極的患者治療」，もう一つはグスタフ・コルプ（1870-1938）のエアランゲン・モデルによる「開かれた介護」である。彼らのアプローチは，今日では，先駆的な社会精神医学的構想であったと見なされている（Schmiedebach & Priebe 2003）。

ソーシャル・ワーク

　ヘルマン・ジーモンとグスタフ・コルプの構想は，ワイマール共和国に

おける社会システムの近代化という文脈で考えるべきである。具体的には，ビスマルクの社会法，労働運動や女性運動，民間の市民団体や協会活動（たとえば精神医学に関するいくつかの慈善団体）などである。例として，1908年ベルリンで最初の女性のためのソーシャル・ワーク学校を主宰したアリス・ザロモン（1872-1948）が挙げられる。ザロモンは，女性の解放，教育，社会保障に大きく貢献し，慈善活動の専門職業化を促進した。1916年にはすでに，ドイツにはソーシャル・ワークの高等職業学校が13校存在していた（Wendt 2008）。

　エアランゲンの精神病院長グスタフ・コルプは，家庭介護の伝統に依拠した。しかし，従来のシステムには外来のアフターケアがなかった。そこで，コルプは1908年から，業務時間用の外部の福祉ステーション（ステーション・ケア）および家庭訪問（フォローアップ・ケア）を行った。とくにコルプは，患者を生まれ育った家族に統合すること，すべての当事者の統計的な把握，親族に関する情報の収集を目標として挙げた。1911年には，ドイツ帝国では，精神病院の入院患者以外に，少なくとも3519人の患者が家庭介護の状態にあったのである（Blasius 1994, p.113）（家庭での介護については38，72頁を参照）。

作業療法

　一方，ヘルマン・ジーモンは1914年，ヴァールシュタインとギュータースローの治療型・介護型精神病院に，すでに19世紀に促進されていた「作業療法」を，新しい組織で開始した。ジーモンは，患者ごとに可能な仕事量を割り振り，「有益な」活動をさせた。人は皆，労働すべきである，ということである。システムはうまくゆき，強制的な手段，鎮静剤の必要性が少なくなり，暴力行為も減少した。ただ，社会ダーウィニズムに共鳴し，「安楽死」を擁護したジーモンは，作業療法を厳格な適応圧力に結びつけたのである。その時代においては，このモデルは進歩的と見なされ，多くの場所で模倣された。

相談所

世紀の変わり目から，職業相談，労働相談，教育相談のための相談所が次第に増加した。1922年から1932年の間だけでも，公設と私設とを合わせて，400の性相談所がドイツに設立された。一例は，1919年開設のベルリン性科学研究所である。医師マグヌス・ヒルシュフェルト（1868-1935）〔訳注：同性愛者解放運動の先駆者。1897年，世界初の同性愛者権利援護団体である「科学的人道委員会」を設立した。人間の性は二つではなく，男女の両極の間でグラデーションをなすと唱えた（「性的中間段階」説）〕の指揮の下，研究，治療，鑑定，相談が，互いに密接に関連しつつ行われた。1920年だけで，およそ1万8000の相談業務と，多数の「環境療法」が実施された。

しかし，これらの外来治療の構想は病院治療の解体にほとんど寄与しなかった。1929年には，精神病院の収容人数は再び最高値に達し，30万人以上となった。ただし，平均の在院期間は1923年の257日から，1929年には187日へと短縮されている（Siemen 1999, p.18）。そして，1930年代の世界恐慌の時期に患者数は再び減少した。

▶ポイント　ワイマール共和国では，相談所，開放型ケア，作業療法によって，予防とアフターケアと就労のための新しいアプローチが発達した。国家による健康サービスの拡大とともに，効果的で近代化された健康サービスが確立されてきた。

ナチス政権下での精神医学

近現代のドイツ史の中での最も暗い一章は，1933年の国民社会主義ドイツ労働者党（ナチス）の「権力掌握」から1945年の政権の降伏までの期間である。そして精神医学は，特有のかたちでその影響を受けた。論点となっているのは，ドイツ精神医学が，知的な意味で，制度において，そして個人において，何百何千の患者の殺害に関与「したかどうか」ではなく，

「どのように」，「なぜ」，「どのくらいの規模で」関与したかという点である。エリック・J・エングシュトロームとフォルカー・レルケ（Engstrom & Roelcke 2003, p.12.ff）によれば，この議論は二つの異なった立場へと結晶化した。一方では，1933年から1945年の間のドイツ史の不連続性が強調され，精神医学は政治的強制の犠牲者であると説明された。他方では，1933年以前と1945年以後のモデル面と人物面の連続性が強調され，精神科医の積極的な参与が浮き彫りにされた。もっとも，いずれの立場の精神医学史家も，両者の立場を二極化する議論に対しては注意喚起を行ってきた。

犠牲者数

いずれにせよ，生じた出来事の特異性は，その数においてすでに明らかである。少なくとも，29.6万人の患者が殺害された。そのうち約14万人は戦時中の占領地域の人々であり，殺害された子どもは1万人であった。加えて，30万から40万件の強制不妊手術が行われた（Faulstich 2000）。ほとんどの犠牲者は，施設や精神病院にいた身体障害者と精神科患者だった。この犯罪は，いわゆる「価値の劣る」，「生きるに値しない」とされた人々に対する，全体主義的で人種差別主義的なナチスの絶滅政策の結果だった。では，どのような前提条件の下で，こうしたことが生じたのだろうか？

人種イデオロギー

すでに19世紀の後半3分の1の時期に，種の「自然淘汰」を説いたチャールズ・ダーウィン（1809-1882）の進化理論を，社会状況へ転用する試みが見られた（社会ダーウィニズム）。ベネディクト・オーギュスタン・モレルの退化理論，ジョゼフ＝アルチュル・ド・ゴビノー（1816-1882）による「価値の高い」あるいは「低い」民族があるという考え，フランシス・ゴルトン（1822-1911）による遺伝形質の選択的淘汰に関する学問としての「優生学」，アルフレート・プレーツ（1860-1940）による優生学の民族間の

関係への拡大，が主要なところである。こうした考えは，20世紀の初め
においては，あらゆる政治的陣営や国家において見られた（Fangerau &
Noack 2006, p.228)。

　社会ダーウィニズムのドイツ版は，とりわけ「民族至上主義的（フェル
キッシュ)」で人種への関連づけが強いものであったが，ヴィルヘルム皇帝
時代の社会経済問題を生物学的に再解釈した。自然界の「生存競争」は，
近代の文明化によって停止された。それゆえ，「役立たず」が数を増す。
彼らの生殖は，「純粋」なアーリア人種の遺伝物質を安全に保つために妨
げなければならないというのだ。以上のような立場は第一次世界大戦まで
はまだ稀だったが，その後，勢いを増していった。

　「安楽死」の要求の声，すなわち，いわゆる「生きるに値しない」人々
の殺害への要求の声は，1920年代に大きくなった。このような声は，
1920年，法律家カール・ビンディング（1841-1920）とフライブルク大学精
神医学教授アルフレート・エーリヒ・ホッヘ（1865-1943）による著作『生
きるに値しない命の抹殺の容認』で定式化されている。殺害対象と定めら
れた人々は，グループ（昏睡状態，治癒不能で致死的な患者，重度の精神障害
者）に従って選ばれた。ホッヘは，重度の精神障害者について以下のよう
に書いている。

　　ある一つの世代全体の介護者が，これら人間の抜け殻の傍らで老いさ
　らばえていき，抜け殻のほうも70歳以上になる。なんと痛々しいこと
　だろうか。お荷物のような範疇の者に必要な出費がどのような観点から
　見ても正当化できるかどうかは，過ぎ去った繁栄の時代には，差し迫っ
　た問題ではなかった。今は，状況が変わってしまった。この問題に真剣
　に取り組まなければならない（Binding & Hoche, 1920, p.55)。

同じく1920年にカール・ビルンバウム（1878-1950）が行った評価は，ま
ったく異なっていた。ビルンバウムは，1930年からベルリン・ブーフ精

神病院の医長だったが，3年後に解任され1939年に米国に移住した人物である。

　これら病的なものを周囲から追い払うならば，多くの困難や陰鬱，憂鬱や失望，過ちや逸脱，妨害や破壊から解放されるだろう。そのことを否定することはできない。しかし，それによって，精神生活の形態やニュアンス，色や光，豊かさや充満がかなり貧しくなることも同様に確かである。生きる価値は失われるだろう（Birnbaum 1920, p.303）。

　この両極の間で議論が起こった。ドイツの精神科医の多数は，1920年代末においても，少なくとも科学的な観点からは優生学に懐疑的に対峙していた。しかし，イデオロギー的な理由が決着をつけた。さまざまな学術雑誌が出版され，さまざまな学会ができたあと，「人種衛生学」は，ワイマール共和国で政策的に支援され，1927年にはベルリンに「カイザー・ヴィルヘルム人類学研究所」が，さらには30以上の研究所が設立されることで，1933年までその地位を確かなものとした（Schmuhl 2003 ; Roelcke 2013）。

強制不妊手術

　ナチス支配下では，「人種衛生学」が国家目標という地位を得た。教科書やポスターが有効なプロパガンダの手段となった。ユダヤ人医師は迫害され，ユダヤ人患者は1939年に公的な福祉から締め出された。1933年に制定された「遺伝性疾患子孫防止法」により，医師には，身体障害者，精神疾患患者に対する強制不妊手術が義務づけられた。遺伝性疾患として，「先天性精神遅滞」，「統合失調症」，「躁うつ病」「遺伝性てんかん」，「遺伝性舞踏病」（ハンチントン舞踏病），「遺伝性盲」，「遺伝性聾」，「重篤なアルコール依存症」，「重篤な身体奇形」が該当した。不妊手術のための機関として，遺伝健康裁判所，鑑定委員会，遺伝生物学相談所がいたるところに

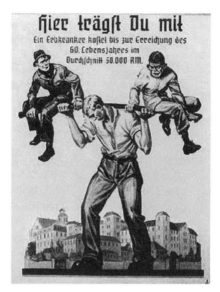

図表15　ナチスのプロパガンダ（「君も支え
　　　　ているのだ。一人の遺伝病者には
　　　　60歳に達するまでに平均５万帝国
　　　　マルクかかる」）

設立された。すべての精神病院には届け出義務があった。30万から40万
人の強制不妊手術が実施され，加えて，手術により約6000人が死亡し，
そのうち９割は女性であった（図表15）。

　絶滅作戦（無害に見せるために「安楽死」，つまり「慈悲死」と呼ばれた）は
戦争勃発後に初めて広く行われた。ヒトラーが署名した，重症の障害を持
つ子どもの殺害命令は，1939年８月からの施行であった。37ヵ所に新設
された「子ども部門」では，それまで両親の下あるいは施設で過ごしてい
た，16歳までの少なくとも5000人の子どもが，致死量の薬物で殺害され
た。

患者の殺害

　成人の殺害は，二波に分かれて行われた。患者の把握，選抜，移送，殺

害は，当初はいわゆる「T4作戦」の下で行われた。この名称は，この作戦の管理本部がベルリンのティーアガルテン通り（Tiergartenstraße）4番地をその偽装住所としたことにちなんでいる。

　この偽装住所は，所轄の「治療型介護型精神病院・帝国労働共同体」の所在地とされ，「精神病院介護のための公益基金」を通じて合法化され，行政的には，「治療型介護型病院中央決済機関」の支援を受けていた。まず，登録用紙が各精神病院へ送られた。登録用紙が返送された後，ベルリンでそのつど3人の鑑定人による（「遺伝性」，「治癒不能性」，「労働能力」，「非社会性」，「人種」に関する）報告にもとづき患者の選別が行われた。

　評価が確定すると，精神病院長に結果が報告され，該当患者は，「公益患者輸送会社（GEKRA）」のバスで護送されて「中間施設」に集められた。1941年までは，その場所から6ヵ所の殺害施設（ベルンブルク，ブランデンブルク，グラーフェンエック，ハダマー，ハルトハイム，ピルナ近郊ゾンネンシュタイン）に送られ，ガス室において一酸化炭素で中毒死させられた。

　1940年7月に撮影された一枚の写真が，上シュヴァーベンのリーベナウ城精神病院から殺害施設グラーフェンエックへの患者の輸送を記録している（図表16）。

ある犠牲者の運命——ゲルトルート・H

　犠牲者の具体的な姿を伝えるために，ゲルトルート・Hの運命を略述しよう（Heuser 2001, p.174ff.）。針仕事を職業としていたが，1939年7月26日，親族の指示で精神神経科を受診し，「精神病」との診断で，州立治療型介護型精神病院であるデュッセルドルフ・グラーフェンベルクに収容された。そのときまで，彼女は両親のもとで暮らし，家事をこなし，脳卒中後の麻痺のある母親の介護をしていた。

　彼女の妹がグラーフェンベルクの医師に報告したところによると，ゲルトルートはある「男友達に虐待を受け」，それ以来，錯乱状態になったの

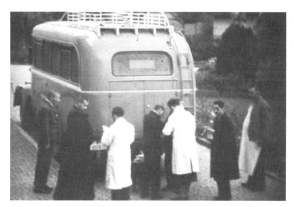

図表16　リーベナウ発のGEKRAのバスによる患者の護送
（1940年）

だという。「虐待」は実際にあったことが証明された。医師は，「反応性う
つ病」と診断し，毎日，鎮静剤で治療した。家族は定期的に見舞いに来た。
介護人は，彼女がよく泣き，家に帰りたがっていることを記録している。
12月，彼女は子宮粘膜増殖症で手術を受け，子宮が摘出された。1月に
退院したが，父親に攻撃的だったので，退院は失敗に終わった。妹は，彼
女を1940年3月20日に精神病院へ返したが，それ以来，H氏は食事を拒
否するようになった。

　彼女に関する登録書は7月1日にT4本部に送られ，一人の鑑定人がH
氏を殺害リストに載せる。その後，1941年3月に母親が亡くなり，ゲル
トルート・Hはますます心を閉ざし，ほとんどしゃべらなくなる。H氏は，
家族に通知されることなく，ライン地方の中間施設ガルクハウゼンに移さ
れ，そこでもまだけいれん薬カルジアゾールによるショック治療を受けて
いた。しかしながら，グラーフェンベルクの医師が彼女を戻すよう要求し
たが，許可されなかった。保存されたカルテによると，カルジアゾールシ
ョック療法後のH氏は以下のごとくであった。

多少リラックスしたが，全体としては，基本的な状態，すなわちかなりの精神的荒廃の変化は期待できなかった。したがって，それ以上の治療手段は差し控えられた。患者は，今日，帝国防衛委員会の指示により，別の精神病院の施設に送られる。

　ゲルトルート・Hと51人の他の患者は6月21日，公益患者輸送会社の灰色のバスでヘッセン地方ハダマーの殺害施設に移送された。この施設で「シャワー室」へ連れていかれ，その部屋に流された一酸化炭素ガスで殺害された。1943年7月3日の死亡報告欄のねつ造された情報によると，H氏は，「赤痢および続発した循環不全により死亡」とされている。

　彼女の妹が，1947年12月30日，デュッセルドルフ検察庁で以下のように供述している。

　　死因の合法性には強い疑いを持っていました。すでに当時から，違法なやり方で，死亡させられたと考えていました。当時は，ご存知のような政府のやり方ですから，疑いの声を上げることはできませんでした。姉が殺害された方法には非常に衝撃を受けています。責任者が裁判にかけられることを期待しています。

　ゲルトルート・Hは長期入院患者でもなく，また通常の選択基準では報告義務がある状態でもなかった。1948年のラインラントの「精神障害者介護」医学部門責任者ヴァルター・クロイツに対する「安楽死裁判」で，H氏の妹は証言を行った。殺害作戦を妨げようとしたという理由で，クロイツは第一審でも第二審でも無罪となっているが，最近の調査はこのことに疑念を呈している（Werner 1995；Hermeler 2002）。

　キリスト教関係者からは，散発的ではあったが抵抗が起きた。1940年以降，高位の教会代表者が，事務的なものでしかないとはいえ，文書で抗議を行った。特記すべきなのは，たとえば1940年7月19日のヴュルテン

ベルクの司教テオフィル・ヴルム（1868-1953）の第三帝国内相宛ての手紙であり，そこで彼はグラーフェンエック殺害施設で起きていることについて述べている。これに対し，公然と行動に出たのは，ミュンスターの司教，クレメンス・アウグスト・グラーフ・フォン・ガーレン（1878-1946）である。彼は1941年8月3日の説教で，ヴェストファーレンの患者が護送されるのを暴露し，これらの患者が計画的に殺害されているとの推測を表明し，それを理由に告発状を提出したと述べた。

T4作戦は，1941年に公式には中止された。しかし，地域レベルでは継続された。とくに，戦災者のための場所を確保する目的で，患者は精神病院から運び出され，業務を委託された精神病院で殺害された。これらの秘密裡になされた処置は，大部分，医師の指示の下で介護職員により実施された。殺害場所は，少なくとも30ヵ所の精神病院で，餓死や薬物の過量投与で実行され，第一波よりも犠牲者数ははるかに多かった。

数百人ほどの医師が殺害行為に直接関与し，少なくとも40人の精神科医が鑑定書を作成し，かなりの数の思想的権威や組織の指導者が精神科医でもあった。指導的役割を果たした者の中には，たとえば，精神医学の教育職にあり親衛隊（SS）士官でもあったヴェルナー・ハイデ（1902-1964）がいた。彼は，T4作戦における医学面の指導者であった。あるいはエルンスト・リューディン（1874-1952）とハイデルベルク大学教授カール・シュナイダー（1891-1946）は「人種衛生学」の理論家であった。

ブレーメンの精神病院長でありT4作戦の鑑定人であったヴァルター・カルデヴァイ（1896-1954）の表現が典型的かもしれない。「軍が平和に向かって努力するとき，我々は健康を求めて努力する。一方で，軍が戦争に備えるとき，我々は病気に対する戦いに備えなければならない」（Kaldewey 1935, p.297）。医師が，提供された患者を用いて実験した場合もあった。殺害された者の脳を研究用に要求した者もいれば，「清掃された」ある介護施設の場所を，生存者の効果的な治療に活用することを希望する者もいた（Schmuhl 2000, p.41）。

139

過去の検証

ドイツやオーストリアにおける法学的，歴史的検証は遅れた。関与した加害者の多くは有罪判決を受けなかった。不妊法も連合軍によって撤回されることはなかった。強制不妊手術の犠牲者は長い間忘れられたままであり，ようやく80年代になって補償されたが，すでに，その該当者の多くは亡くなっていた。戦後，「安楽死」に対する比較的大きな訴訟が，医師，看護人，管理職を被告人として，1947年フランクフルト・アム・マインとドレスデンで行われた。全体としてドイツ連邦共和国（西ドイツ）では7件の死刑判決が宣告され，2件では死刑が執行された。29名の被告人が，4ヵ月から終身の禁固刑を宣告された。49名が無罪判決となり，三つの裁判は停止された。

今までのところ，西ドイツでの最後の裁判は，ドイツ民主共和国（東ドイツ）の国家保安省〔訳注：通称シュタージ。秘密警察の役割を担い，多くの密告者を通じて国民の生活を監視していた〕に残されていた記録をもとに起こされたものであり，2005年に無罪判決となった。これらの1990年以降に発見された記録にもとづき，先述のゲルトルート・Hの伝記の再構成も可能となったのである。

学問的研究は，初めのうちは，一般にほとんど注目されなかった（Platen-Hallermund 1948, Mitscherlich 1949）。60年代になって研究の成果が整いはじめ，80年代以降，着実に調査が継続された（Klee 1985；Dörner 1988；Friedlander 1995）。その間，地域ごとの実態調査に関する多数の研究が実施された（Faulstich 1998；Sparling & Heuser 2001；Schmuhl 2003；Rotzoll u.a., 2010）。

▶ポイント　ドイツ精神医学はナチスに「悪用」されたのではなく，むしろ，知的に，制度的に，人的に，この犯罪に部分的に関与した。成人あるいは子どもの精神障害者が少なくとも29万6000人殺害された。

向精神薬の時代

　戦後の精神医学は，当初は監禁の施設のままであり，1950年代に新し
い向精神薬〔訳注：広義には，中枢神経系に作用し精神に何らかの作用を及ぼす
物質全般（医薬品，嗜好品，違法薬物など）を指すが，狭義には，精神科で処方さ
れる医薬品を指す〕が導入されてからでさえそうであった。当時，医薬品研
究は近代化され，巨大なマーケットを開拓し，治療上の選択の幅を大きく
拡大した。しかし，新たなリスクも生み出した。

　1952年以降，最初の神経遮断薬クロルプロマジンによって，精神病症
状の効果的な治療が可能となった。パリの精神科医ジャン・ドレー（1907-
1987）は，もともと麻酔前投薬とされていた薬剤を偶然知り，その「抗精
神病」効果を発見した。症状改善作用と鎮静作用を持つ神経遮断薬は，今
日さまざまな物質類のものがあり，個別の作用物質の数は50を超える
（Riederer & Laux 2009）。1958年，抗うつ薬イミプラミンが上市され，1960
年にはベンゾジアゼピン系薬で最初の鎮静薬としてリブリウムが登場した。
さらに，1967年からは，うつ病相・躁病相の「エピソード（病相）予防
薬」としてリチウムが登場した。今日，これらに加えて，抗てんかん薬と
抗認知症薬が向精神薬のレパートリーに入る。

神経化学

　神経化学と神経生理学の基礎研究は，以上のような薬物療法から恩恵を
受けた。クロルプロマジンが――すべての神経遮断薬と同様に――脳にお
ける神経伝達物質ドパミンの結合を抑制し，ドパミン作動性の神経伝達を
抑制することが明らかにされた後，1966年以降，統合失調症の病因とし
てドパミン過剰仮説が発展した（神経伝達物質とは，たとえばドパミン，グル
タミン酸，セロトニンのこと）。同様に，イミプラミンの神経生理学的作用か
ら，うつ病のアミン欠乏仮説が提案された。ただし，これらの仮説は，今

日まで，いまだ作業仮説の段階にある。なぜなら，薬剤は原因にではなく「症状」に作用して，目標症状を緩和するが，望ましくない効果も惹起するからである。

　新しい向精神薬，とくに神経遮断薬の使用は，1950年代に欧米の精神病院に比較的急速に広まった。ただし，精神病院は多くの場合設備も悪く，また患者であふれており，そして求められている役割は伝統的な保護拘禁的な機能であったため，薬剤の使用が促進されたのは，鎮静のため，規律を保つための手段としてであった。戦前と比較すると，病院内の雰囲気は決定的に変化していた。こうした状況が前提となり，1960年代には専門家からの抗議の声が大きくなり，1970年代にはコミュニティ精神科医療の方向での精神科医療改革へとつながることになる。

　すでに1960年代，「高用量投与による有害事象」が警告され，薬物治療を補う社会的および心理的な治療手段が要求されたが（Baeyer 1966, p.164），神経遮断薬は1980年代に入っても高用量投与されることが多く，また多剤併用で投与された。主効果の発現は，副作用の発現で測定されたため，望ましい効果と望ましくない効果はほとんど分離できなかった。それ以来，医薬品が原因と考えられる有害事象はメディアで公に議論され，さらに，患者運動の主導者たちによって批判的に検討された（Lehmann 1986）。そして，2005年以降，神経遮断薬の規制は，小児と高齢者を対象とする場合を含め，再度厳しくなった。

副作用

「錐体外路性・運動性の」副作用として，特定の運動障害（筋肉のひきつりとしての「ジストニア」，じっとしていられない感覚としての「アカシジア」，筋強剛）が知られている。加えて，神経遮断薬は自律神経障害，思考障害，めまいの原因となる。これらの愁訴は，薬物投与を受けている者には非常に不快なものである。また，神経遮断薬の比較的長期の使用で，散発的ではあるが，不可逆な運動障害（遅発性ディスキネジア）が生じることは特記

すべきである。長期にわたる，ときには何年も続く再発予防には，デポ剤（持続性注射薬）が用いられる。多くの当事者は，望ましくない効果を否応なしに受け入れなければならず，このことが治療中断の主要な原因となっている。

非定型抗精神病薬

いわゆる「非定型」神経遮断薬（非定型抗精神病薬）と呼ばれる新世代の薬物に大きな期待が持たれた。その原型は，1971年に上市されたクロザピンである。非定型抗精神病薬と呼ばれるこれらの薬物（たとえばオランザピン，リスペリドン）は，目標効果と副作用が分離可能であると言われ，1990年代以降，使用が増えているが，その期待は実現していない（Weinmann 2008）。これらの薬剤は，その副作用は何とか耐えられるようには見えても，さらなる種類の副作用（「メタボリック症候群」，造血機能障害，体重増加，糖尿病）と関連しているのである。さらに1980年代からは，いわゆる選択的セロトニン再取り込み阻害薬（SSRI，たとえばフルオキセチン）の登場で，抗うつ薬治療がさらに発展した。

代替療法

精神薬理学の研究は，過去も現在も，企業の利益と結びついている。これに加え，臨床の場における人員不足や財政上の困難が薬物の投与を促進する。それに比べると，今のところ，神経遮断薬を使わない精神病治療に関する系統的な研究はわずかしか存在しない。1980年代以降知られている「ソテリア・プロジェクト」（サンフランシスコ，ベルン）では，初回統合失調症発症患者に対して，人員を投入する心理社会的な集中治療によって，神経遮断薬を最小量とすることができ，良好な治療結果が得られた。フィンランドでは，1990年代にユリエ・アラネンによるいわゆる「ニーズに合わせた治療」（神経遮断薬使用の回避と外来での心理社会的サポート）が，通常治療が行われた比較対照群に比べてわずかによい治療結果を達成してい

る。

▶ポイント　60年間の経験を経た後でも，神経遮断薬使用の主たる問題は変わっていない。すなわち問題は，「何よりも害をなすなかれ」という医師の基本原則にもとづいて，細やかで個別性に配慮したリスク・ベネフィット評価が可能かどうかである。

社会精神医学とコミュニティ精神科医療

「社会精神医学」という表現は，精神障害の社会学と疫学を意味するが，加えて分散型・参加型ケア構造の構想と取り組みを意味している。それとの関連で，「コミュニティ精神科医療」が社会精神医学の実践的な目標となった。——これは，多職種連携からなるケアの環境づくりのことであり，最近30年の間に国際標準になったものである。

このような改革の前提条件となるものが1950年代には複数存在していた。第一に，家庭での介護，活動賦活型の作業療法，外来ケア，公のヘルスケアという戦前からの伝統があった。1959年の時点で，英国にはすでに38のデイケアホスピタルが存在していた。同年，フランクフルト・アム・マインに，ドイツで初めての夜間診療所が開設された。

さらに，ドイツ語圏には，いわゆる「人間学的精神医学」が誕生した（ルートヴィヒ・ビンスヴァンガー，ヴォルフガンク・ブランケンブルク）。この学派の唱道者の多くは，患者志向の精神病理学と，哲学に裏打ちされた「全体的」人間像とにもとづき，精神医学の改革を促進した。

さらなる衝撃が，英国の「治療共同体」（マクスウェル・ジョーンズ），「人間性心理学」（カール・ロジャーズ，フリッツ・パールズ），米国の「メンタルヘルス運動」，そして社会疫学（オーガスト・ホリングスヘッド，フレデリック・カール・レドリック）からもたらされた。社会疫学は，米国の下層社会層において精神障害の頻度が高いこと，およびそのことが劣悪なケア

と関連することについて，包括的な研究を行った。

　西ドイツの精神医学改革が比較的遅く始まったことは，病床数の動きからわかる。1955年西ドイツの入院用ベッドは約9万，1970年には11万7000と最高数に到達した。それ以後，減少し始め，1996年では6万3000，2012年には，それでもまだ5万4000である。

東ドイツの精神科医療

　東ドイツでは，「開かれた精神科医療」のための改革の努力が比較的早期から存在していた。一般論としては，労働権は精神疾患患者にも該当すると考えられていた（労働の場の確保）。地域コミュニティの病院の精神科外来部門は，ケアをする義務を持ち，多職種チームで活動していた（Schott & Tölle 2005, p.304）。リハビリテーション精神医学に関する国際シンポジウムの後にできた1963年の「ローデヴィッシュ・テーゼ」は，西ドイツの改革における多くの要求の先取りだった。ただし，こうした革新的な構想は，たとえばライプツィヒのクラウス・ヴァイゼ（1929-）の下でのように，大学精神医学において試みられるのがせいぜいのところだった（Müller & Mitzscherlich 2006）。精神医学の政治的乱用，つまり政治的反体制派の者を精神疾患であるとするようなことは，個別例としてはたしかに生じたが，組織的には行われなかった。

　一方，西ドイツでは，1960年と1990年の間に，改革プロセスの二つの主要な波が別々のものとして生じた。

批判と新しい方向づけ（1960-1970）

　米国，フランス，英国，およびスカンジナビアにおいては，すでに1950年代には，「解放病棟」，コミュニティ治療センター，コミュニティケア部門が存在していた。一方，西ドイツでは，まず，ひどい部分を発見することから始めなければならなかった。すなわち，建物の老朽化，人員

不足，リハビリテーション手段の欠如，財政問題，硬直した臨床現場の上下関係である。ハインツ・ヘフナー，ヴァルター・フォン・バイアー，カール・ペーター・キスカーは1965年，『ドイツ連邦共和国の精神疾患患者のケアの緊急改革』と題された「覚書」で，これは「国家規模の緊急状態」であると述べ，250の（入院治療部門，デイ・ナイトケア，外来，リハビリサービスを備えた）「コミュニティ精神科センター」の設立を提言した。

精神医学批判

この時代のリベラルな精神の中で，社会学的視点からの精神医学批判が生じた。影響力の大きかったものとしては，米国の社会学者アーヴィング・ゴッフマン（1922-1982）の「全制的施設（トータル・インスティテューション）」に関する著作，システム理論の理論家グレゴリー・ベイトソン（1904-1980）のグループや英国の精神分析家ロナルド・D・レイン（1927-1989）のグループの家族理論による統合失調症研究，社会学者トーマス・シェフ（1929-）によるスティグマ理論などが挙げられる。ミシェル・フーコーらの歴史家は，精神医学の機能は「排除」のための制度である，あるいは精神医学の機能は「社会問題」解決のためのものである，などと論じた（Foucault 1961 ; Dörner 1969）。中心にあるものは，従来の治療の枠組みを離れ，特別な生活史を持つ者として患者を認識するという方向転換であった。

イタリアの精神科医フランコ・バザリア（1924-1980）は，1961年以降，北イタリアのトリエステ近郊のゴリツィア精神病院を「治療共同体」に作り変えた。「民主的精神医学」の名において，1978年，法律の裏づけのもとでイタリアの精神病院の解体が開始された（図表17）。

以上述べてきたようなアプローチについてときに用いられてきた「反精神医学」という表現は，これらのアプローチの主導者の多くには当てはまらない。この言葉自体は，もとをただせば1900年頃，精神科医によって当時の精神障害者法運動を中傷するために作られたものであったので，当

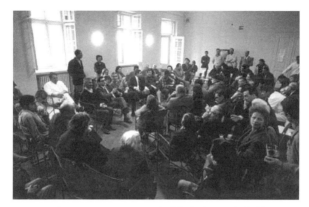

図表17　トリエステでの患者集会（1960年代末）

然とも言える。しかしながら，この表現は，たとえば，国際患者運動の枠
内において「ヒューマニスティック反精神医学」というかたちで，広く用
いられている（Lehmann & Stastny 2007）。

　1960年代の終わり，西ドイツでは，いくつものモデル精神病院が設立
された（たとえば，ハイデルベルク，フランクフルト，ハノーファーにおいて）。
これらの場所を起点として，民間団体レベルの活動から連邦レベルの政策
への移行が準備された。

分析，計画，実装（1970-1990）

　ドイツの社会精神医学は，1970年，いくつかの会議において，そして
「マンハイム・サークル」において形成され，そのサークルから，ドイツ
社会精神医学会（DGSP）が誕生した。1971年，ドイツ連邦議会の専門家
委員会がカスパー・クーレンカンプ（1922-2002）の指導の下，200人の共
同研究者とともに作業を開始し，1975年までに，改革の提案を含む包括
的な現状報告を作成した（「精神医学アンケート」）。ここで推奨されたのは
以下の項目である。

- 精神疾患の患者と身体疾患の患者との同等な扱い
- 地域コミュニティ密着型ケアの発展
- ニーズに対応した，予防的補助とアフターケア的補助の提案

精神科アンケート

　住民約25万人の「標準的ケアコミュニティ」では，外来通院サービス（臨床精神科医，社会精神医学サービス），入院と部分入院による補助（急性期病棟，デイ・ホスピタル），補完的施設（リハビリテーション施設，ケアつき住宅，入居施設，交流・会合場所）が協力し合うべきとされた。モデルプログラムと介護研究がすみやかに開始された（Gleiss u.a. 1973）。臨床心理士の職業像もより重要になった（Keupp & Zaumseil, 1978）。1975年，マンハイムに精神健康中央研究所が，社会精神医学の研究・治療施設として設立された。

　1980年代には，目指されていたインフラ構造が確立された。同時に，当時の患者らの自助に向けての主体的取り組みが広がった。1984年には，影響力のある全独精神障害家族会連合（BapK，今日の家族自助精神医学）が設立された。

　精神医学改革の焦点になっていたのは，慢性患者の状況であった。西ドイツの精神病院の最初の閉鎖がその好例であった。すなわち，1980年，ブレーメン州議会は1957年に精神病院として設立されていた長期入院施設「クロスター・ブランケンブルク」の閉鎖を決定したのである（図表18）。代わってコミュニティ精神科医療連合が設立された。1988年まで平均16年間病院に入院していた240人の患者のうち，わずか14人のみが，改めて入院治療を受けることが必要になった。同じく成功を収めたのは，ギュータースローの病院長クラウス・デルナー（1933-）の試みである。彼は，ドイツ社会精神医学で最も傑出した人物の一人であるが，1980年から1996年の間に，自らの病院から計435人の長期入院患者を支援サービスつきの住居へと退院させることができた。

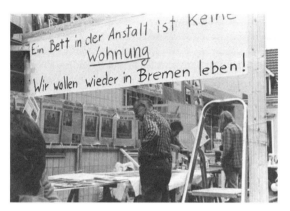

図表18　クロスター・ブランケンブルクの閉鎖前の患者
の抗議活動（1984年）（「精神病院の中のベッ
ドは, 住まいとは言えない」「我々はもう一度ブ
レーメンで暮らしたい！」）

　すでに1980年代に, 改革の矛盾が明らかになってきた。すなわち, 病
院は中心的な地位を手放すことがなく, 外来文化は「セーフティネット」
の特徴を示すようになり, 精神疾患患者の住居では高齢患者の孤立が繰り
返され, 市民参加の運動で専門家化傾向に対抗するのは難しかったのであ
る。

個人中心（パーソン・センタード）のアプローチ

　改革がテクノクラート的な特徴を帯びてきたことを鑑みて, 新たな専門
家委員会が1988年, 個々人の機能領域（たとえば治療, リハビリテーション,
住居, 職業, 社会統合）への援助を調整する「パーソン・センタード・ケ
ア」への移行を推奨した。この委員会の推奨は, さらなる「脱施設化」の
基盤となり, 治療・リハビリテーション計画の個別化の基盤となった。後
者については, 現場ではとくに, コミュニティ精神科医療の最大の職業集
団であるソーシャル・ワーカーによって実行に移された。

三者対談

90年代に社会精神医学は，参加という中心的思想を発展させた。出発点となったのは，彫刻家ドロテア・ブック（1917-）の1987年からの取り組みである。彼女は戦前の精神医学を患者として体験しており，精神医学における当事者として共同意思決定に関与した。彼女は1989年，心理学者トーマス・ボック（1954-）とともにハンブルク大学附属病院に「精神病セミナー」を創設した。これは，精神医学治療の体験者，家族，専門家が対等な立場で意見交換するというものだった。この「三者対談」という概念は急速に広がり，今では100以上の精神病セミナーが存在している。1994年には全独精神医学体験者連合が結成された。そして，1994年の社会精神医学世界会議（ハンブルク）は，精神医学における活動に不可欠な構成要素として，「参加」と「エンパワーメント」をテーマとした（Bock u.a. 1995）。

このような方向性のさらなる土台となったのは，1991年の精神医学人事規則（職員の増員，病床数の削減），1992年の後見法（「法的後見人」の職務），1998年の心理療法師法（心理学科卒の心理療法家は，医師の心理療法家と，職業的な権利も診療報酬面の権利も同等）。2000年には社会治療，2005年には外来での精神医学的ケアが，保険法上認められた。さらに，2008年には，「精神障害者」のための「パーソナル・バジェット」が社会法上で導入されたが，精神障害者は自分に割り当てられている予算を何に使うかに影響を及ぼすことが可能となった。

90年代末，科学的潮流として神経精神医学の見解が大きなブームとなったことによって，社会精神医学は圧力にさらされた。かなりの数の教育職が廃止されるか，ケア研究へと縮小された。

コミュニティ精神科医療は国際標準として定着してきたが，病院精神科医療が依然として中心的な地位を保っていた。2012年，ドイツには，（成人の）精神医学・心理療法の専門講座の数は416ある。病院における平均在院日数は23.3日である。労働可能な年齢層では39万人以上が，重度で慢

性の精神障害を患っている。21世紀の初めで特記すべきは，精神疾患の
診断数（とくにうつ病）の大幅な増加と，心理療法である。約4400人の臨
床医が，年間250万人の患者を治療している。研究，診療は「エビデンス
にもとづく医学」およびクオリティ・マネジメントの導入で，この間，標
準化された評価基準に従うようになっている。

　　▶ポイント　1960年代，精神医学の理論面，実地面に対する広範な批判
　が起きた。1975年の精神科アンケートは，外来ケアという形態の強化と，
　今日でもいまだ終了していない改革プロセスへとつながった。

バイオサイコソーシャル精神医学

　「バイオサイコソーシャル・モデル」は，1990年代精神医学の中心テー
マであった。健康と病気に関するこの理念型的なモデル概念は，生物学的
側面，心理的側面，社会的側面を単に加算的に記述するのではない。むし
ろ，社会的文脈における身体と精神の相互関係に関するモデルである。
　このモデルは，理論的なコンセンサスならびに統合的な実践を約束する。
すなわち，多次元的な対象理解，複数の方法論，多専門職による実践，分
業的な研究である。診断と治療は，三つの次元の各々について「同時に」
実行されるべきとされる（Pauls 2013）。バイオサイコソーシャル・モデル
は，1980年代以来，国際的に議論されているが，このモデルにはどのよ
うな構成要素が存在するのだろうか？

多次元性
　すでに1970年代に，多因子障害モデルが知られていた。たとえば，
1977年ジョゼフ・ズービンが提案した統合失調症の「脆弱性ストレスモ
デル」は，出生前の素因と生活史状況との両者に注目し，これらの相互作
用が障害を引き起こしうる可能性を考えた。1970年代には，記述的基準

のリストと多軸分類を備えた「操作的診断」（ICD, DSM）が大きく発展した。多軸分類の軸には，医学的診断，機能障害，心理社会的負荷が含められた。バイオサイコソーシャル・モデルのさらなる構成要素としては，一般市民への影響の大きいアンチ・スティグマ・キャンペーン，心理社会的な危機・負荷研究（リソース指向のストレスモデルを含む），リカバリー・アプローチ（Amering & Schmolke 2012），そして，健康の発生についての画期的な見解であるアーロン・アントノフスキーの「健康生成」論がある（Antonovsky 1997）。

統合治療

1994年，神経治療学は，「脳神経内科（Neurologie)」，「精神医学・心理療法（Psychiatrie und Psychotherapie)」，「心身医学（Psychosomatische Medizin)」の領域に分かれた。そのつどの障害に特化した治療指針が，今日，社会的治療と心理療法的治療を統合している。一例として，学派横断的な「弁証法的行動療法」がある。この方法は，1980年代以降，米国の心理学者マーシャ・M・リネハン──リネハン自身，精神疾患の経験者である──によって，慢性の自殺傾向のある境界性パーソナリティ障害の患者の入院治療のために開発された（Linehan 1996）。1970年代の心理学における認知革命以後，行動療法は病院において強化された（たとえば「心理教育」）。他方，深層心理学的心理療法は，むしろ外来で実践されている。

神経生物学

すでに1990年代から，バイオサイコソーシャル・モデルがさまざまな理論言語，研究方法，評価基準を実際に統合できるかどうかは，疑問に付されていた。21世紀になり，精神医学研究は神経生物学が支配的になっている。神経科学的アプローチは政策的にも推進され，脳研究が現代の科学の主役になった。画像技術（たとえば核磁気共鳴画像法〔MRI〕）により，精神障害における脳機能変化についての新しい知見を得ることが可能にな

った。

　基礎研究は，ますます分子遺伝学あるいは神経心理学的仮説にもとづくようになっている。そして，もはや，精神の物質的基盤を示すのみならず，自由意志の本性に対しても問いを投げかけ，無意識の重要性を捉え，社会認知のモデルを発展させ，そして，心身問題を神経哲学的に理解しようとしているのである（Fuchs 2008）。

　自然と文化，身体と精神，個人と社会の関係といった根本的な疑問が，精神医学およびその前身の全歴史を通じて，繰り返し投げかけられてきた。今日の，バイオサイコソーシャル的・健康生成論的行動モデル，関与，エンパワーメント，ユーザー・パースペクティブといった議論は，この専門分野のアイデンティティをかたちづくってきた伝統的な論争の，今日の形態にすぎない。そして，おそらくは未来においても，これらの基本的な問いとその実践的な帰結は，精神医学の「対象」である精神を患う人々にとってふさわしい理論を構築し，実践を行っていくうえでの難題であり続けるだろう。

むすび

　本書の簡潔な精神医学史は，重度の精神のやまいが，ヨーロッパ文化圏では2500年以上にわたり，自然科学的観点および社会文化的観点の双方から考察されてきたということを示している。近代の臨床精神医学が1800年頃に登場するはるか以前から，狂気の説明と治療のための医学的概念や心理学的概念が存在していたし，また，哲学的，宗教的，社会的，法的な解釈も存在していた。精神のやまいが持つ自然現象としての性質と文化事象としての性質が，今日まで，自然科学，精神科学，社会科学の境界にある学問として，精神医学を位置づけてきた。

　このさまざまな伝統は，歴史的観点からも，精神医学が多職種・多次元からなる専門分野であるという理解を正当化する。精神医学的な働きかけの限界を意識しながら，生物学，医学，薬学の知識を投入することも重要であるが，一方で，重い精神のやまいを持ち，ときに「主体が存在しない」かのようにふるまう人を，その人の生活史の主体として理解し，承認することも重要である。このような実践は，「社会問題」に対する責任とも関連する。社会的・経済的弱者であり家庭で介護されない人は，特別な保護，対人援助職としての意識的な職業倫理，社会的にバランスのとれた健康政策を必要としている。

　未来の実践には，課題も残されている。ホームレス，孤立した老人，施設居住者，精神疾患の親を持つ子どものケアのためには，何をなすべきか？　製薬企業の影響，人口統計学的な変動，病院の財政的困難，精神疾

患の診断数の増加，心理療法の供給不足，介護領域における人員削減は何を意味しているのだろうか？ 参加型の治療，参加型の研究プロジェクト，性差を考慮した治療，そして移民への対応について，どのような戦略がありうるのだろうか？

　歴史の知識は，これらの事柄に対して，直接の問いを与えることもなければ，完成した答えも与えることもない。しかし，問いを正しく立てて，可能性ある答えを評価することには役立つ。この意味で，精神医学の歴史は，精神医学的対人援助という社会的正義の文化を育むための，教育の一翼を担うのである。

21世紀の臨床家が精神医学史を学ぶ意義

村井俊哉

「精神医学史を学ぶ意義はあるか？」

「精神医学史を学ぶ意義はあるか？　『はい』または『いいえ』で答えよ」。この質問をアンケート調査として，精神科医やメンタルヘルスの専門職に投げかけた場面を想像していただきたい。そして，この質問への回答に影響する因子を考えてみていただきたい。たとえば，男性では「はい」と答える率が高くなるだろうか，といったことである。

　実際に調査を行ったわけではないが，私自身は，次のような二つの結果を予想する。

　第一の予想　何事にも学習意欲が高い人は，そうでない人に比べて，この問いに「はい」と答える傾向が強くなる。

　これは，当たり前のことであり，興味深くはない予想である。何事にも学習意欲が高い人は，「○○を学ぶ意義はあるか？」という問いに対して，それが不謹慎な内容でない限り，総じて「はい」と答える傾向にあるだろう。しかし，この全般的学習意欲という因子とは別に，もう一つ，「精神

医学史を学ぶ意義はあるか？」という問いへの回答に影響しそうな因子がある。

　　第二の予想　1990年以前に精神医学やその他のメンタルヘルス専門職のキャリアを開始した人は，1990年以降にそのキャリアを開始した人に比べて，この問いに「はい」と答える傾向が強くなる。

現代精神医学の歴史は二つの時代に区分される

　もちろん，実際に調査をしてみなければわからない。これは，1991年に，日本というローカルな状況の中で，精神科医としてのキャリアを開始した私自身が周辺の同業者を見渡してみての体験談のようなものである。以下，その前提での個人的見解ではあるが，現代精神医学は1990年を境に，ファーストステージとセカンドステージに分けられるという自説を披露したい。

　古代オリエントから現代までを扱う本書は，20世紀を扱う最終章の後半でようやく現代に至る。そして，バイオサイコソーシャル・モデルにもとづく患者中心の精神科医療の達成，というところで締めくくられている。長い歴史の中で巨視的に見た場合，現代精神医学の特徴は，まさにそうしたことになるだろう。一方で，現代という時代（第二次世界大戦終結以降）をもう少し微視的に見た場合，精神医学に関しては，1990年頃を境として，前半と後半に区分できるように思える。

　操作的診断基準DSM-Ⅲが出版されたのが1980年である。そして，米国で「脳の10年（Decade of the Brain）」が開始されたのが1990年である。操作的診断基準の普及を推進力として，精神医学を支える基本的な考え方としてEvidence based Medicine（EBM）が定着していく。そして，「脳の10年」に象徴されるかたちで，脳科学（ニューロサイエンス）の対象として精神医学を見る考え方が浸透していく。もっともこの境目をどの年代と考え

るかについては個人差がある。新しい時代に敏感な人は，1980年頃には
すでに，潮目が変わるのを感じていただろう。一方で2000年頃になって
ようやく時代の変わり目を感じた人もいるだろう。したがって，現代精神
医学の第 1 期と第 2 期の境目は，少し幅を持たせて1990年（±10年）とす
るのが適当だろうか。

　大胆にまとめるならば，現代精神医学ファーストステージ（1945年から
1980〜2000年）とは，先行する時代における精神医学の失敗（ナチスドイツ
の「安楽死」をその極点とする）を受けての「パラダイム模索の時代」とい
えるだろう。そして，現代精神医学セカンドステージ（1980〜2000年以降）
は，そうした模索に一区切りがついた後の，EBMと脳科学をパラダイム
とした「医学的精神医学の時代」といえよう。以下，便宜的に，セカンド
ステージを「ENb精神医学（EvidenceとNeuroscienceを基礎とする精神医学，
Evidence and Neuroscience based Psychiatry）の時代」と呼ぶことにする。

　ちなみに，私が勝手に考えたこの現代精神医学における時代区分を世界
史全般に重ね合わせるならば，ベルリンの壁の撤去が1989年，ソビエト
連邦の崩壊が1991年であるから，ファーストステージは東西二極化・冷
戦の時代，セカンドステージは一極化から多極化の時代に対応することに
なる。

現代精神医学セカンドステージは，
アップグレードされた近代精神医学である

　現代精神医学セカンドステージをENb精神医学と特徴づけるにあたり，
一点補足が必要である。現代精神医学に先立つ近代精神医学もまた，黎明
期からの試行錯誤の後にたどり着いたのは，EBMと脳科学を土台とした
精神医学であった（「近代」の定義にもさまざまな立場があるが，本稿ではフラ
ンス革命以降，第二次世界大戦終結まで，とする）。精神分析が登場したのも同
じくこの時代であるから，もちろん，近代精神医学が一枚岩であったと言

うことはできない。とくに，第一次世界大戦はヨーロッパ諸国にとって時代の変曲点であり，世界全体が第二次世界大戦後に経験した現代への移行を先取りし，精神医学においてもさまざまな模索が盛んになったことは事実である。

　しかし，精神医学の父と呼ばれるエミール・クレペリンが拠りどころとしていたのが，一方では患者の症状・診断・経過を記録した「集計用カード」であり，他方では神経病理であった。前者は簡易版EBM，後者は脳科学のど真ん中であるから，「近代精神医学の本流はENb精神医学であった」とすることは，それほど無理筋ではない捉え方であろう。また，各国（たとえば米国）でそれぞれに事情が異なる中で，日本における近代精神医学とは，ニアリーイコール，呉秀三がドイツから輸入したクレペリン精神医学であったことを考えると，「近代精神医学の本流はENb精神医学であった」という荒っぽい歴史認識は，日本においてはとくに妥当性が高いのではないかと私は考える。

　近代精神医学がENb精神医学だったとするならば，現代精神医学セカンドステージのENb精神医学は，近代精神医学への先祖返りに過ぎないのだろうか。実際，1970〜80年代にかけての精神医学における操作的診断基準の提唱者らは，自らの立場を「新クレペリン主義」と呼んでいた。

　そうではない。現代精神医学セカンドステージは，近代への単なる先祖返りではなく，大幅にアップグレードされている。ENb精神医学のアップグレードに貢献したのが，現代精神医学ファーストステージのさまざまな模索であった。ファーストステージにおいては，アマチュア・ヒューマニズム，哲学的精神医学（現象学，人間学など），ラジカル反精神医学，文化精神医学，多種多様な非・生物学的理論（精神分析諸派など），東洋医学，各種のスピリチュアリズムなどが，精神医学の新たなパラダイムとなり得るかが模索された。結果的に，これらの新しい考え方のいずれもが，単独では精神医学の基本パラダイムとはなりえなかった。しかし，現代精神医学セカンドステージには，ファーストステージの試行錯誤の遺産が取り入

れられることになった。それらは，当事者中心の医療，ヒューマニズム，バイオサイコソーシャル・モデル，アンチスティグマ運動，反・治療的悲観主義（パーソナル・リカバリー概念など），身体医療との統合的視点，などとして残されることとなったのである（村井, 2022）。これらファーストステージにおける格闘の遺産によって（十分ではないが大幅に）アップグレードされたのが，現代版のENb精神医学であるといえる。「ENb精神医学ver.2.0」とでも便宜的に呼んでおくことにするが，これは，個別の知識の集積というよりは，精神医学を実践するうえでの暗黙の前提となる「視点」，「パラダイム」のようなものである。つまり，「ENb精神医学ver.2.0」とは，各種ソフトウエアがその上で動く基本OSのようなイメージとなる。

　この基本OSの上で，現代（セカンドステージ）の精神医学プロフェッショナルは実践を行っている。初学の頃からEBM・脳科学にもとづく精神医学を学んできた「ENb精神医学ネイティブ世代」は，今日のパラダイムにさしたる違和感を抱くこともないだろう。一方で，それ以前に精神医学を学び始めた世代は，苦労してこのパラダイムに自らを適合させて今日に至っているかもしれない。そして，どの時代に精神医学を学び始めたかにかかわらず，また「ENb精神医学ver.2.0」を好むと好まざるとにかかわらず，この基本OSのルールをないがしろにすれば自らの専門医資格の更新も危うくなる，そういう状況に，今日の精神医学の専門家は立たされている。

現代精神医学セカンドステージは，非歴史的な精神医学の時代である

　本書のテーマである精神医学史との関係で考える場合，現代精神医学セカンドステージは，それまでの時代との比較において，とくにファーストステージとの比較において，大きく異なる点がある。

今日の精神医学の専門家は，学ぶことに忙しい。情報が次々に更新されるからである。現在の日本では，医学部卒業後最短5年で精神科専門医の資格を取得できるが，資格を取得した後も学び続けなければならない。せっかく学んだ知識も刻一刻と時代遅れになるからである。一方で，古いことは忘れていってもよい。それどころか，人間の記憶容量の限界を考えると，新しいことを学ぶためには古いことは積極的に忘れていかなければ追いつかない。新しい治療薬が登場すれば，その適応症，基本的な副作用などを頭に入れなければならない。精神科医という専門職に求められる最低限の水準を維持するだけでも記憶すべきことは山ほどある。一方で，古くなった知識，たとえば，発売中止になった医薬品についての情報は，すっかり忘れてしまってよいのである。

　より優れた新しい知識によって古い知識を刷新していく。古いことはどんどん忘れていってよい。こうした発想は，自然科学一般に共通していえることであり，現代社会のさまざまな実践領域で支配的となっている。現代精神医学セカンドステージの本流をなす「ENb精神医学ver.2.0」の基礎となる発想も同様である。知識を積み重ねとしてではなく，更新されていくものと見る時代，すなわち「非歴史的な時代」に精神医学も入っているという言い方ができる。

　精神医学がいまだ歴史的なものであった時代，すなわち1990年以前にそのキャリアを開始した世代のプロフェッショナル（つまり私の先輩）は，初学の段階で，著名な精神医学の実践家や理論家の名前，学派名などについて，耳学問も含め，かなりのことを学ぶ機会があった。一方で，1990年以降に初期の教育を受けてきた人たち（つまり私の後輩）は，そういった機会が大幅に減った。かれこれ30年ほど学生講義を担当してきた私の経験では，1990年代は，まだジークムント・フロイトは通じた。しかしミシェル・フーコーは通じなかった。2010年に入った頃からは，ジークムント・フロイトもいよいよ通じなくなった。

　もちろん，新しい世代であっても，何事にも学習意欲が高い優等生のプ

ロフェッショナルは，歴史を学ぶ意義を否定することはない（冒頭の「第一の予想」）。ただしその場合でも，彼らの学習努力（エフォート）の大半は，非歴史的な精神医学の知識（つまり精神科専門医試験で出題されるような知識）や，コンピテンシー（つまり外来や病棟でそつなく業務をこなしていく能力）の獲得に向けられている。彼らの場合，歴史に対する学習意欲は，個々人の完全主義的傾向や，デジタル・ネイティブ世代に特有のFOMO（fear of missing out，取り残されることへの恐れ）によって維持されているだけのように見えることもある。非歴史的な知識より優先して，歴史的なことを学ぼうという者はかなり稀である。それどころか，中には，前の世代への反発もあり，歴史について学ぶことの意義を積極的に軽んじる者さえいる。

　ただし，この新しいOSの搭載は，あくまで精神医学プロフェッショナルにおいての話である（ちなみに，ここまで精神医学プロフェッショナルと私が呼んできたのは，精神科医を中心とした医学的精神医学の専門家のことである。そこには看護師，薬剤師，作業療法士，精神保健福祉士などが含まれる。臨床心理のプロフェッショナルは医学的なスタンスと一定の距離をとってはいるが，次第に「ENb精神医学ver.2.0」を基本OSとして搭載しつつある）。一方で，たとえば1980年代に大学で「ポスト構造主義」を通じて精神医学をかじり，その後は営業職のキャリアを送った人が，還暦を迎えた2023年に学生時代を懐かしんで久々に精神医学書なるものを手に取ってみたとしたら，時代の変化に驚かされるだろう。精神医学の基本OS自体が変わってしまっているからである。心臓発作で昏睡状態となっている間にベルリンの壁が崩壊し，意識が戻った後，西側世界に飲み込まれた新しい世界を生きることになった旧東ドイツの共産党員を描いた『グッバイ、レーニン！』（2003年公開）という映画があるが，この映画の主人公に似た経験かもしれない。

　では，精神医学が非歴史的なものとなって久しい21世紀において，それでも精神医学史を学ぶ意義はあるのだろうか？　つまり本書を読む意義はあるのだろうか？

私の結論は，「精神医学史も多少は学ぶべきであろう」ということになる。そして，完全主義やFOMOからではなく，気楽に楽しみながら学ぶことができれば，なおよい。精神医学史を学ぶ意義は，私の考えるところ，大きく二つある。

なぜ学ぶのか　その１——現代を相対化して見ることができる

　ここまで私は，現代精神医学セカンドステージを，EBMと神経科学の時代，と特徴づけてきた。基本OSとして「ENb精神医学ver.2.0」が搭載されている時代である。別の人は別のかたちで今日の精神医学を特徴づけるだろう。しかし，いずれにしても，歴史を知らなければ，今，自分が置かれている時代を「外側から見て特徴づける」ことはできない。現在の状況を外から眺めることによって初めて，未来の精神医学はどうあるべきなのか，ということを考えることもできる。

　言うまでもなく，このような場合に，完全に俯瞰的な場所に立つ，神の視点で眺める，ということはありえない。私たちの考えの及ぶ範囲は，自分が生きている時代や文化，自分自身の社会的役割など，多種多様な制約のもとにある。さらには自らの認知的プロファイルや性格など生物学的制約が私たちの思考の幅を限界づける。とはいえ，少なくとも，歴史を知ることによって，歴史について何も考えていなかったときよりは，思考の自由度は高まるはずである。

　実は，今日の精神医学のリーダー世代の中には，若い世代が歴史を学ぶことを警戒する声もある。現代精神医学ファーストステージは，いわゆる反精神医学が猛威を振るった時代でもあった。反精神医学は，個人において「精神疾患」として表面化している問題は，その個人の生物学的な不調に原因があるのではなく，取り巻く家族や社会の問題がそこに現れているだけであると考える。その結果，反精神医学は，「精神疾患」が医学の対象であることを否定することになる。反精神医学には硬軟さまざまに異な

る立場が含まれるが，そのうち最もラジカルな立場では，そもそも「精神疾患」なる状態は存在せず，そのような状態があるかのように見せているのは国家権力を含む大規模な社会悪であり，いわゆる「精神医学」もその社会悪の一部であると主張する。

たしかに，反精神医学を知ることで，今日の主流精神医学にとって手強い敵対者となるような専門家も出てくるだろう。思想的な意味での論敵が登場するくらいならまだしも，治療ガイドラインを無視するような専門家が量産されれば，それは由々しき事態である。ただそういったリスクもある一方で，今日の主流精神医学のOSとは異なるOSの上で思考する機会を持つことは，懐の深い思考力（統合された複雑さ，integrative complexity）を備えた，次世代の頼もしい専門家を育てることになるかもしれない。そもそも，情報が氾濫するこの時代に，何かを学ばせない，という教育戦略は，ほとんど実行力を持たないだろう。

つまり，専門家集団の内部で現代の基本OSを相対化する力を涵養する意義は，現代のパラダイムに反旗を翻すことを奨励するというよりは（そうなることもあるだろうが），現代のパラダイムを補強する，あるいは建設的に刷新する力を育むところにある。「ENb精神医学ver.2.0」をしっかり搭載し，その現状に満足している精神医学プロフェッショナルであったとしても，単にそのOSを搭載していることに加えて，自分がどういうOSを搭載しているのかを自覚し，OSは他にも存在しうるということを知っていると，なおよい。こうしたかたちで自らの立ち位置を相対化する力があれば，さらに一貫性を持って「ENb精神医学ver.2.0」に則った実践を行うことができる。一方，このような相対化能力がない，あるいは相対化して見ることなど考えたこともない専門家も，日々の臨床実践がとりあえずうまくいっている限りは，何の問題もないだろう。しかし，臨床実践の中で，あるいは自分自身の人生の中で，重大な危機が訪れたとき，自身の立ち位置をこれまで相対化する習慣のなかった人は危うい。そのような専門家は，危機に直面したときに，場当たり的に従来の基本OSを投げ捨て，

極端な異端や混沌に自ら陥っていくことになってしまうかもしれない。

なぜ学ぶのか　その2——臨床実践の懐が深くなる

　精神医学よりさらに大きな話になるが，現代社会そのものをどう捉えるか，という問いに対する回答もいろいろな見方があるだろう。私自身は，現代社会は，広い意味での「合理主義」の時代，加えて「人間中心主義」の時代である，と考えている。

　合理主義とは，私の定義であるが，人生や人類や世界がどの方向に向かうべきか，という目的や意義についての議論はとりあえず棚上げして，あるいはそうした答えようのない問いは棚上げしておくほうが賢明な態度であるとしたうえで（ただし，目的に関する最小限の合意として，次に述べる人間中心主義のみを暗黙の合意事項とする），目的に到達するために最も効率的な方法を選択するという「主義」である。他方の人間中心主義とは，人類として出生した場合，出生から死亡までを有効期限とする，この世界を渡り歩くうえで最強のパスポート（権利）を手にしていると見なす「主義」である。人間中心主義の下では，自らが人類でなければ（たとえばチンパンジーだったとすれば）その権利は大幅に損なわれ，死亡によってもその権利はほぼ失われ，まだ生まれていなければ（たとえば次世代の人類であれば）その権利は非常に限られることになる。現実には，別のパスポート（米国国籍，経済力，男性であること，など）が効力を発揮している場面も多々あるが，そういう状況は間違っており改善されて当然である，という発想が人間中心主義の暗黙の合意となっている。

　そして，現代精神医学セカンドステージの基本OSである「ENb精神医学ver.2.0」は，このような現代の価値観と整合している。実際，EBMとは，上記の意味での合理主義，すなわち，そもそもの目的は何であるべきかの議論は棚上げにしたうえで，その目的に至る最も効率的・効果的な方法の探究を，医学という領域において推し進めるものである，と言うこと

もできるだろう。また脳科学は，ホモ・サピエンス同士の生物学的差異は，ホモ・サピエンスと他種との間の生物学的差異に比べてわずかであることを示し，加えて，脳の構造と機能から考えるとホモ・サピエンスは他種に大きく優越しているようだ，ということを示してきた。そのことによって，脳科学は，「人類は互いに等しく，また他の生物種や存在と比してはるかに優れている」という人間中心主義的世界観の強力な推進力の一つとなっている。

　精神医学に限らず，教育や防犯や政治や経済など，社会実践のさまざまな領域を見渡すと，それらは，たしかに現代社会のこの価値観（合理主義と人間中心主義）に合うように制度化されているようにも見える。非効率で筋の通らない実践は批判の対象となるし，人間に優しくない実践も批判の対象となる。もちろんそうなっていない場合も多々あるが（非効率な行政，ジェンダーにかかわる偏見，など），そうなっていない部分は改善するのが当然と多くの人が感じている。

　しかしながら，精神医学は対人支援という社会実践である。それも，全体としての集団を支援する対人支援（公共交通の整備など）ではなく，個々人への対応をその本質とした対人支援である。精神医学が個別対応を本質とする以上，そのあり方には，現代社会の価値観（合理主義と人間中心主義）だけを振りかざして突き進むことができない側面がある。

　すなわち，多様な個人の中には，現代社会の標準である合理主義・人間中心主義とは異なる価値観を持つ人たちも大勢いる。精神医学はそうした人たちも対象とする。それどころかむしろ，現代の価値観と齟齬をきたした人たちこそ，精神科医療のユーザーとなる場面も増えるため，精神医学は，現代の代表的価値観と齟齬をきたしている人を支援の対象とする機会が相対的に多くなる（これは，あくまで相対的に，ということであり，精神科医療を求める理由の多くは，現代社会の価値観との齟齬ではないことを申し添えておく）。

　合理主義に乗り遅れかねない価値観（唯美主義，オカルティズム，反知性主

義など），人間中心主義から外れた価値観（反ダイバーシティ思想，人種主義，反出生主義など）を持つ人たちも，精神医学のプロフェッショナルはその支援の対象とする。こうした多様な人たちを対象とする場合であっても，それぞれの専門家は，実践を行ううえでの自らの価値規範の大枠として，合理主義および人間中心主義から大きく外れることはないだろう。その一方で，これらの価値観から外れる人たちに対して，共感することはできないとしても理解することができれば，それはそれぞれの支援の場における実践の助けとなるだろう。つまり，精神医学の実践に臨む際には，精神医学の歴史の理解を通じて今日の精神医学を相対化する力に加え，人類一般の歴史の理解を通じて，現代という時代そのものを相対化する力があるに越したことはないともいえる。

　歴史を学ぶことは驚きの連続である。人間中心主義のような，私たちにとって当然の価値観さえ，人類の考え方の主流になってからたかだか300年である。そして，今日私たちが携えている価値観が，未来においても本流として維持されるとは限らない。人間よりも生命体全体に価値を置く考え方が優勢となるかもしれない。あいかわらず人間に価値は置くが，一人ひとりが同等ではなく，重みづけを変えるべきだという考え方が優勢になるかもしれない。あるいは，人間であることよりも知性体（AIなど）であることに重きを置く考え方が優勢になるかもしれない。

　前世代の本流であった価値観や，次世代の本流となるかもしれない価値観など，さまざまな価値観を携えた人たちが精神医学プロフェッショナルの支援の対象となる。ちなみに私自身は，おそらくは大半の精神医学プロフェッショナルと同様に，合理主義者でありまた人間中心主義者である。私のような現代社会の平均的価値観を備えた者にとっても，異なる価値観を持つ人が何を考えているのかを想像できることは，メンタルヘルスの臨床実践において助けとなっている。

　以上，精神医学の専門家が精神医学史を学ぶ意義を，二つ挙げてみた。続いて，こうした意義を持つ精神医学史をどのように学ぶのかについて，

こちらも二つ挙げてみたい。つまり学びの方法論である。

いかにして学ぶか　その1――歴史そのものも多少は学ぶ

　精神医学の歴史は，本書に記されているように，基本的にはフランス革命以降（つまり近代以降）に成立した。ピネル，エスキロールと続き，グリージンガー，クレペリンで完成する。精神医学史を雑に扱う論説の中には，このあたりの時代，つまりたかだか200年間の話がほとんどで，それ以前となると，お約束のようにヒポクラテスの名前を挙げて，あとは「不毛な魔女狩りの時代」などとして乱暴に総括してしまうものさえある。

　しかし，精神医学史を学ぶことの意義を，上述のような現代の相対化という観点で考えるなら，人類の歴史はもっと長く，幸いにもある程度の記録も残っているのだから，より広い時代を通覧するほうがよい。今日の意味での精神医学が始まる19世紀以前においても，今日であれば何らかの精神疾患の診断基準に該当する人と同じような状態の人はいたはずである（ラジカル反精神医学は，「精神医学が始まることによって精神疾患が生まれた」という，含蓄はあるが鵜呑みにするには極論すぎる逆説を唱えているが）。ここ200年という，ある程度私たちの想像が及びやすい時代だけでなく，もっと長いスパンの歴史に目を向けることこそが，視野を広げるという目的に即している。

　ピネルから始まる精神医学史を知るだけであれば，私たちは，単に精神医学史を学ぶだけでよいかもしれない。その背景となる人類の歴史は，その一部は自らが生きてきた歴史であり，それより少し前の部分も，それなりに馴染みのものである。しかし，より古い時代の精神医学も知りたいと思うなら，精神医学史だけでなく，歴史そのものも学ぶ必要がある。

　本書は，西洋の歴史区分の伝統に従って，古代（古代オリエント，ギリシャ，ローマ），中世，近世（ルネサンス，バロック，啓蒙主義），19世紀，20世紀，と章立てがなされている。大局的に見て人類史がどのように進んでき

たのかについての，歴史学者の標準的な見解を頭に入れておくことは，精神医学史を学ぶうえでも大きな助けとなる。

　もちろん，ポストコロニアリズムの発想で，西洋的な歴史区分自体を相対化すべきだという考えもあるだろう。しかし，建設的な意味での相対主義に立つことを目指すのであれば，標準的な西洋史を学んではいけない，というのは屈折した発想である。西洋史の基本的な枠組みを押さえたうえで，東洋史，イスラム文化圏の歴史などで自らの視点を補完すればよいのである。現代を相対化するという視点を持つ意味では，その宝庫ともいえる西洋史をあえて無視することは，もったいないことである。

いかにして学ぶか　その2──楽しみながら学ぶ

　今日の精神医学プロフェッショナルは，理系の学部を卒業するなどして，もっぱら自然科学的な学び方に親しんでいる人が多い。そういう人たちにとって「ENb精神医学ver.2.0」における実践は快適だろうけれども，歴史を学ぶ際には発想の転換が必要となる。

　自然科学の場合，さまざまな学説が互いに矛盾したままであることは，基本的にあってはならないことであるし，もしあったとすればそれは解消を目指すべき事柄である。一方で，人文学の一部である歴史の学びは，こうした矛盾にも多少おおらかであるほうがよいだろう。歴史は，過去に生じた厳然たる「事実」の積み重ねという側面も持つが，他方，どの「事実」を抽出しどのように解釈するかは，それぞれの歴史家によって異なる。すなわち，歴史とは，さまざまな時代のさまざまな著者が，それぞれの視点から過去を解釈した「物語」の集積という側面も持っている（ただし，歴史のすべてが「物語」や虚構であるという意味でないことは強調しておく）。

　歴史には「事実」の側面だけでなく「物語」の側面もあるということと関係して，歴史を学ぶ際には，まさに物語の読書をするときのように，楽しみながら学ぶのがよい，と私は思う。さまざまな歴史家に導かれての，

事実と解釈を行ったり来たりしながらの学びは，現代精神医学プロフェッショナルに，「ENb精神医学ver.2.0」における学びとは別の種類の，知的かつ感性的な感動を与えてくれるだろう。

謝辞：本稿執筆にあたり貴重なコメントをいただいた深尾憲二朗氏，植野仙経氏，三嶋亮氏に感謝します。

［文　献］
村井俊哉「『統合失調症という問い』とはどういう問いか」古茶大樹，糸川昌成，村井俊哉編『統合失調症という問い―脳と心と文化』日本評論社，2022年，7-23頁

ドイツ語圏の文学・文化から見た精神疾患と精神医学
解説と読書案内に代えて

川島　隆

ヒルツェル村の「ドクトルハウス」

　19世紀スイスの女性詩人メタ・ホイサーは，熱烈なキリスト教信仰を美しい言葉にした宗教詩人として知られ，その詩は今日でもプロテスタントの教会で讃美歌として歌われている。彼女は医師である夫と，スイス最大の都市チューリヒの南東に20kmほど離れた山あいの村ヒルツェルで暮らしていた。夫ヨハン・ヤーコプ・ホイサーは，貧しい農家の出身ながら猛勉強して医師の資格を取り，学費を返済するため軍医として勤務したあとの1810年，それまで無医村だったヒルツェルに開業した（彼と1821年に結婚したメタは，当地の牧師の娘だった）。地域医療に携わる者の常として，彼は一つの専門に限定せず，ありとあらゆる分野の患者を診たが，とりわけ外科手術を得意としており，まだ麻酔技術すら確立されていない時代にあって，大がかりな四肢切断手術を数多く成功させた。

　そのことと並んでホイサー医師の名声を高からしめたのは，精神科医としての活動だった。彼はヒルツェルや近郊の村々だけでなく，都市部から訪れた患者にも対応し，自宅を入院病棟代わりに長期入院患者を受け入れ

た。ヒルツェルの丘の上に建つホイサー医師の自宅兼療養所は、「ドクトルハウス」と呼ばれた。メタ・ホイサーは手記の中で、夫の外科医としての成功を振り返りつつ、それと対比する形で、精神科の医療の難しさについて語っている。

　　精神や心を病んだ人たちの場合は、また話が違い、もっと困難でした。ところが「ヒルツェルのドクトル」のもとに押し寄せる患者の数は増える一方でした。こうした謎めいた病気を患う不幸な患者たちを治療するには、詳しい心理学的な研究が必要で、目的に適った特別な施設が必要だったはずです。たとえばイレナウやヴィーネンタールのような新設の優れた癲狂院にあるような。そんなものは、うちにあるはずがありません。ああいう気の毒な人たちを家庭のただ中に（しかも部屋数も限られているところに）迎え入れるのは、家庭生活を破壊することに他なりません。私はいろいろな意味で、長年の間、この劣悪な環境で苦しみました（Heusser-Schweizer 1980, p.93）。

1842年にドイツ南西部に設立されたイレナウ精神病院は、本書の93-94, 102-103頁でも説明されているように、治療可能な患者と治療不可能な患者を区別する従来の慣習を撤廃し、総合的に医療を行うという点で画期的な改革精神病院だった（並んで言及されているヴィーネンタールも、やはりドイツ南西部の精神病院。いずれもスイスからは距離的に近い）。メタ・ホイサーが語るヒルツェルの「ドクトルハウス」の状況が厳密に何年のことかは不明だが、上の言葉に続けて、入院患者と同居する暮らしが自分の「下の子たち」の幼少期のトラウマになったと述べられており、彼女の6人の子どものうち5番目と6番目の生年はそれぞれ1830年と36年であるため、おそらく1830年代から40年代の初頭にかけての時期だろうと思われる。

　もとより19世紀の前半は、精神疾患の患者を閉じ込めて社会から隔離するのではなく、治療することを目指す流れが本格化する時期だった。そ

こではさまざまな試行錯誤が繰り返され，「ホルンの回転ベッド」や「ア
ウテンリートのマスク」（本書86-87頁を参照）のような拷問器具まがいの手
段も考案されたわけだが，大きな流れとしては，暴力や拘束を排し，かつ
ては治療不可能とされていたような患者にも長期的な視野で治療を施すと
いう方向性が固まってゆく。その流れが目に見える形を取ったのが，イレ
ナウ精神病院の設立であり，グリージンガーの理論書『精神疾患の病理と
治療』（1845）の出版だった（本書105頁を参照）。夫の精神科医療の実践の
せいで「家庭生活を破壊」されたと訴えるメタ・ホイサーの言葉は，イレ
ナウ以前，グリージンガー以前に，いまだ体系化されていない精神医学の
知識を手がかりに医療実践に携わる困難がどれほどのものであったのかを
窺わせる。だが裏を返せば，ホイサー医師が当時としてはきわめて先駆的
に，暴力や拘束に頼らず，長い時間をかけて患者に向き合うことを選んだ
医師たちの一人だったという事情もまた浮かび上がってくる。彼と同様，
歴史には名を残さない多くの実践者たちが精神医学の黎明期を支えていた
のだろう。

ハイジの夢遊病とその背景

　ちなみに，メタ・ホイサーの６人の子どもの４番目，1827年に生まれ
たヨハンナの結婚後の姓はシュピーリという。1852年に結婚してチュー
リヒに出た彼女は，1871年，44歳のときに遅い作家デビューを果たした。
今日，ヨハンナ・シュピーリの名は，世界中で愛読される児童文学の古典
『ハイジ』の作者として歴史に刻まれている。こと日本では，TVアニメ
『アルプスの少女ハイジ』（1974）の原作者だと言ったほうが通りがいいだ
ろうか。高畑勲や宮崎駿が手がけたこのアニメ版は，これまた国際的な大
ヒット作になり，かわいいキャラクターとしての「ハイジ」のイメージを
世界中に広げた。そのイメージからすると少々意外に感じられるかもしれ
ないが，ヨハンナ・シュピーリの原作小説は，心身の病とその治療という

テーマを正面から扱った作品でもある。以下ではその内容を見ておきたい。

　この小説は本来2部作で，1880年に第1部『ハイジの修業時代と遍歴時代』が，1881年に第2部『ハイジは習ったことを役立てる』が出版された。第1部では，両親を早くに亡くした幼い少女ハイジが，山小屋で孤独に暮らす人間嫌いの祖父のもとに預けられ，アルプスの大自然の中で3年間幸せに暮らしたあとで，愛する祖父から引き離されてドイツの大都市フランクフルトに連れて行かれる。当地の大富豪ゼーゼマン家に，車椅子生活を送っている虚弱な令嬢クララの勉強相手として住み込むことになったハイジは，慣れない生活のストレスで心身を病み，最終的に「夢遊病（mondsüchtig）」になる。——これは文字通りには「月に魅入られた」という意味で，眠ったまま歩き出してしまい，さまざまな行動をするが，目が覚めたらそのことを忘れているという状態を指す。現在ではあまり観察されなくなっており，本書でも，精神の病を表す数多くの古いドイツ語のうちの一つとして言及されているだけだが（34頁を参照），19世紀にはかなり広く見られた症例だった。文学や絵画の題材になっていることも多い。

　ここで注目すべきは，ハイジの精神疾患が遺伝病として位置づけられている点だ。第1部の第5章では，義務教育の年齢に達したハイジを学校に通わせるよう求める牧師と，それを断固拒絶し，あくまで自然の中で「ヤギや鳥といっしょに育ち，大きくなる」（J.S. 1880, p.75）のをよしとする祖父の間で激しい論争が勃発するが，その過程で祖父は，ハイジを学校に通わせない理由として遠距離通学のストレスを挙げ，次のように補足する。

　　そういえば，牧師さまは母親のアーデルハイトをまだ覚えておられますかな。夢遊病で，たびたび発作を起こしておりました。あの子にも，無理をさせて同じことになさりたいのですか？ （J.S. 1880, p.76）

　おそらく作者のヨハンナ・シュピーリは，教育の必要性を説く牧師の側に正当性があるものとして当該の論争場面を書いていると思われるが，強

いストレス環境下でハイジが母親と同じく夢遊病を発症するかもしれない
という祖父の危惧そのものは，ストーリー展開上で的中する。そのことか
らして，ある種の精神疾患が遺伝するという知識と，ストレスが発症の引
き金になるという知識をヨハンナ・シュピーリが持っていたことがわかる。
少女時代にヒルツェルの「ドクトルハウス」で見聞したことに加えて，時
代の流れとともに拡大する生物学的世界観から受け取ったものが多かった
だろう。19世紀の後半には，社会ダーウィニズムや優生学など，遺伝と
いう考え方を人間に当てはめる発想が広まりつつあり，当時はアルコール
依存症のような，今日では遺伝性の疾患とは見なされないものも遺伝病に
数え入れられていた。フランスの小説家エミール・ゾラの長編『居酒屋』
（1877）や，ゲルハルト・ハウプトマンの戯曲『日の出前』（1889）のよう
に，科学的世界観に立って社会問題を告発しようとする自然主義文学の作
品に，この発想にもとづく例が目立つ。精神医学の領域では，遺伝的要因
を偏重する方向は変質論（本書の110-111頁を参照）という差別的な理論を
生み，それはやがて20世紀に入るとナチスの人種衛生学やT4作戦（本書の
136-139頁を参照）につながってゆく。

　少し先を急ぎすぎたので，話を戻したい。ハイジはただ単にフランクフ
ルト生活が嫌だから病気になるわけではなく，新しい土地で新しい人間関
係ができ，祖父に代わって信頼する大人（クララの祖母のゼーゼマン夫人）
が見つかった時点で，自分が山に帰りたいと願うことが恩知らずだとの思
いから，かえってダブルバインドで自分を追い込んでしまうという心理過
程が作中ではつぶさに描写されている。このあたりの描写は迫真性に富み，
そのような心理を作者が熟知していたことを窺わせる。

　それもそのはずで，ヨハンナ・シュピーリは結婚後，一人息子を妊娠・
出産した頃から，長年にわたり鬱の症状に苦しんだ経験があった。幼い息
子が鉄道ごっこをして遊ぶのを見ながら，「天も地も，すべてが灰色」
（Zeller 1977, p.91）だと感じるような状態が続いた。田舎育ちゆえにチュー
リヒの都会生活が肌に合わなかったとも，専業主婦としてもっぱら家事・

育児に携わることを求められるのが耐えられなかったのだとも考えられている（ヴィスメール 2015, p.40）。彼女が親友ベツィー・マイヤーに宛てて書いた1857年5月13日の手紙には，自分の苦しみの原因を自分の中で探そうとする試みが，さらに自分を追い詰めてゆくという心境が綴られている。

　　明日，わたしはヒルツェルの母のもとへ行き，かつて自分の中で息づいていたものが崩れ落ちてしまったことを告げるつもりよ。あらゆる力，あらゆる喜びは潰えたと。でも，それ以上は話せない。そうなの，ベツィー。罪がわたしの心にのしかかっている。でもわからない。わたしをこんなにも押しひしいでいるものが，本当にこの罪の感情なのか，それとも何か別のものが関係しているのか（Zeller 1977, p.88）。

　先に述べたように，メタ・ホイサーは熱烈なキリスト教信仰の持ち主であり，敬虔主義（神との直接対話を重視する，プロテスタント内部の改革運動）を奉じる国際的なサークルの中心人物でもあった。その信仰からすると，人の苦しみはその人が犯した罪に対する罰だと解釈される。娘のヨハンナ・シュピーリも同じ解釈モデルに従って思考し，自分の苦しみに対応する罪を自分の心の中から見つけ出そうとしていたことが，上の手紙からは読み取れる。19世紀の大半を通じて，あるいは20世紀に入ってからも，こうしたキリスト教的思考法は精神疾患に関する科学的・心理学的なアプローチを補完する，あるいはそれと競合するものとして，西洋社会で強い影響力を保持していたのだった。

　ヨハンナ・シュピーリの周辺には，この二つのモデルのはざまで苦しんだ人々が多い。文通相手ベツィーの兄コンラート・フェルディナント・マイヤーは，歴史小説の名手としてスイスを代表する文豪となる人物だが，精神病院を出たり入ったりしていた。兄妹の母エリーザベト・マイヤーは，チューリヒ市内の名士が集うサロンを主宰するカリスマ的な女性で，ヨハンナ・シュピーリにとって母代わりのような人だったが，やはり精神を病

み，入院していた精神病院で看護人の隙を突いて湖に投身自殺を遂げた。

「クララは歩かなくてはいけないの？」

ヨハンナ・シュピーリ自身がどのように立ち直ったのかはわかっていないが，彼女の小説中でハイジがどのように救われるのかは，はっきりしている。ゼーゼマン家のかかりつけ医のクラッセン医師がハイジを診察して的確な診断を下し，ハイジを山に帰すことでストレス要因を取り除くのだ。少し長くなるが，診察の場面を引用する。

　それから彼は子どもの手を取り，なだめるように言いました。「さあ，これでもう大丈夫だ。ついでに，どこに行こうとしていたか教えてくれるかな？」
　「どこにも行こうとしてない。間違いないよ」とハイジは請け合いました。「それに，自分で下りていったんじゃないよ。いきなりあそこにいたの」
　「なるほど。ところで，夜中に夢をみたりしたかい。ほら，何かをはっきり見たり，聞いたりするような夢を？」
　「うん，夢なら毎晩みるよ。いつも同じ夢。夢の中では，おじいさんの家にいる気がして，外ではモミの木がざわざわしてて，今ごろは空の星がキラキラしてきれいだろうなって思うの。それで急いで走っていって小屋の戸を開けたら，本当にとってもきれい！　でも目が覚めたら，あいかわらずフランクフルトにいるの」ハイジは早くも，のどからせり上がってくる重たいものをぐっとこらえ，呑み込もうとしていました。
　「ふむ。ところで，どこか痛いところはないかな。どこも痛くない？頭とか，背中とか？」
　「え，痛くないよ。ただ，大きな石が入ってるみたいに，ここがずっとギュッとする」

「ふむ。たとえば何かを食べて，吐き気がするときみたい？」

「違うよ，そんなのじゃない。でも，重たいんだ。わぁわぁ泣く前のときみたいに」

「なるほど。それで，しっかり泣いたらすっきりするのかな？」

「え，だめだよ。泣いたらだめなんだ。ロッテンマイヤーさんが，だめだって言ってた」

「それじゃあ，ぐっと呑み込んで先送りにしてしまうんだね。そうだね？　よくわかった！　さて，フランクフルトは楽しいかい？」

「うん楽しい」と小声で返事がありました。けれども，反対の意味で言っているように聞こえました（J.S. 1880, pp.188-190）。

　ここでは，明晰な夢が夢遊病の徴候の一つであること，心身の不調の相関関係，医師と患者の信頼関係の構築の重要性，医師に質問された患者（とくに子どもの患者）が本当のことを言うとは限らないという事情など，さまざまな医学的知識が前提となっている。

　同じく医学的知識に裏打ちされた表現は『ハイジ』第2部にも見られる。そこでは，まずはハイジの恩人であるクラッセン医師が娘を亡くして鬱に苦しむ人として再登場し，アルプスの山にやって来て，そこでハイジとの交流の中で心を癒される。続いて車椅子の少女クララも山を訪れ，新鮮な空気に触れ，ヤギのミルクやチーズを主体にした健康的な食事習慣と着実なリハビリを積むことで健康になり，立って歩くことができるようになる。

　そうこうするうちに，クララがアルムに来てからもう3週目に入りました。何日か前からおじいさんは，朝に階下へと抱き下ろして椅子に座らせてやるとき，毎回必ず「お嬢さん，ちょっと床に立ってみるのを試してみなさらんか」と言うようになっていました。そんなときクララは相手の期待に応えようとはするのですが，いつもすぐ「あっ，痛すぎる！」と叫び，おじいさんにしがみついてしまうのでした。けれども，

おじいさんは試す時間を毎日少しずつ延ばしてゆきました（Spyri 1881, p.114）。

　欧米の児童文学において身体の障害があたかも克服されなければならない道徳的な試練であるかのように描かれがちなことを問題視するロイス・キースは，『ハイジ』第2部をバーネットの『秘密の花園』（1911）と並べ，「歩くことができないかわいそうな子どもが信仰によって奇跡のように治癒する」物語として扱っている（キース 2003, p.130）。しかし，クララが常識的には治癒不可能なはずの身体障害者として提示されていると解釈できるような箇所は作品の中にはない（クララの病気が何であるかは作中で明示されていない）。そもそもヨハンナ・シュピーリは自作中で奇跡を描かない。登場人物が自らの身に起きたことを神の奇跡と解釈する姿を描くだけである。クララの場合も，その治癒の過程はごく現実的に描かれており，何かしら超自然的なもの，科学的に説明不能な要素が介在する余地はない。ついでに言えば，長期間のリハビリ中に心が折れかけたクララが「弱虫！」とハイジに罵られたことがきっかけで歩けるようになるという展開はアニメ版独自のものであり，原作にはない。原作『ハイジ』は，医学的にはありえない奇跡を待望するといったメンタリティとも，病気の克服を「勇気」と結びつけるような精神論とも無縁なのだ。

文学に描かれた「狂気」

　もっとも，そのように心身の病気の原因と治癒可能性を冷静に捉えている文学作品は，ドイツ文学史上では珍しいと言えるかもしれない。スーザン・ソンタグが『隠喩としての病い』（1977）で指摘しているように，一つの文化の中で，病気はしばしば過剰に意味づけされる。古代から中世にかけては神の罰や呪いの結果とされ，近代化以降はそのような意味づけから解放されたのかと思いきや，今度は個人の性格や意志がおのずと発出し

たものと理解されるようになる。とりわけ19世紀のロマン主義の時代以降，さまざまな病気のうちでもとくに結核が，常人とは異なる繊細な感受性や並外れた情熱，さらには市民的な日常に相反するもの一般の隠喩として機能するようになった。そして20世紀に入ると，結核の治療法が確立されてゆくのと並行して，かつて結核に付与されていた意味づけが「狂気」に引き継がれ，「狂気のロマン主義化」（ソンタグ 1992, p.55）が固定化される。

　近代以降のドイツ文学の歴史は，以上のような文化的背景のもとに，特別な人間に与えられた刻印として「狂気」を描き出してきた歴史だと言っても過言ではない。ティークの『金髪のエックベルト』（1797）やホフマンの『砂男』（1817）をはじめ，ロマン派の作家たちは，市民的な日常から滑り落ちてゆく過程を発狂の過程として描いた恐怖小説を数多く生み出した。自ら医学を学んだゲオルク・ビュヒナーの未完の小説『レンツ』（1835）は，実在する作家ラインホルト・レンツの疾病記録を取り込む形で書かれており，きわめてリアリティに富むが，キリスト教の信仰が不可能になりつつある時代の宗教性という精神史的なテーマをレンツの実体験に上乗せしている。いわゆる世紀末文学においても，市民生活や市民道徳と折り合えない人間が精神疾患に陥り，破滅してゆくプロセスを描いた作品は枚挙にいとまがないし，20世紀に入って以降も，日本で愛読されているヘッセの『車輪の下』（1905）のように，同様のテーマを持つ作品が書かれ続ける。とくに表現主義の文学において，「狂気＝天才」の同一視は一つの頂点に達した。

　そういった意味づけは，ポジティブな意味づけである限り無害だと見なせるかといえば，必ずしもそうではない。1920年代に最盛期を迎えたドイツ表現主義の流行は，ナチスが勢力を拡大した時期にも重なっており，「狂気」に特別な意味を付与しようとする価値観と，精神疾患や精神障害の人々を社会の異物と見なして排除しようとする価値観は，むしろ表裏一体をなしていたと理解すべきだろう。やがてT4作戦へと雪崩れ込んでゆ

くドイツ社会の動きに思いを馳せるなら，精神疾患や精神障害の人々を
「正常／異常」のカテゴリー分けに落とし込もうとする営みの暴力性を嫌
でも認識させられる。

　それと同時に，上記のような暴力性の存在に気づくための契機，立ち止
まって考えるための契機も文学・文化にはあるのだという点も強調してお
きたい。自ら医師であったアルトゥル・シュニッツラーやアルフレート・
デーブリーンのように，時代の流行であった「狂気」の表象に寄りかかり
ながら，しかし「正常／異常」の線引きの危うさや揺らぎそのものをテー
マにした小説を書いた作家たちもいる。デーブリーンの短編『たんぽぽ殺
し』（1913）やシュニッツラーの中編『闇への逃走』（1931）は，その意味
で不快刺激に満ちた，思考実験の糸口が多々見つかりそうな書物なので，
精神医学を学ぶ人たちにぜひお勧めしたい。

　少し踏み込んだことを言えば，精神医学が一つの時代の中で自らを相対
化するのは難しい。T4作戦に参加した医師・看護師たちが，ナチス上層
部が中止命令を出してなお自発的に作戦を続行したという経緯（本書の139
頁を参照）は，その難しさを我々の目の前に突きつける。今の日本に話を
限っても，精神病院の長期入院率の高さや，精神疾患と精神障害の線引き
の難しさ，地域コミュニティでの包摂（本書の150頁を参照）の困難など，
さまざまな問題が山積しており，それは医学の枠内だけで解決できるもの
ではない。それだけに，精神医学の「外部」としての文学・文化の存在に
目を向ける行為は，必要不可欠とまでは言わずとも，ときにヒントを与え
てくれるはずのものだ。精神医学の歴史を学ぶ意義の一端もそこにあると
思われる。

　小俣和一郎『精神医学の歴史』（2005）は，古代に遡って精神医学の歴
史の流れを幅広く概観するという，本書と類似のコンセプトを持つ良書だ
が，その一節を引用することで本稿の締めくくりとしたい。

　　科学的な精神医学がさらに進歩していくことが患者の幸せに直結して

いるのかといえば，そこにはやはり疑問が残る。人間の精神は単に物質のみによって説明し切れるものではなく，精神障害の治療もまた，薬物のような物質のみによって完遂できるものではない。そこには，どうしても精神療法のような質的な援助が必要となり，精神障害もまた人間の生き方や人生観・世界観といった質的側面と深く結びつけて考えざるを得ない点がでてくる（小俣 2005, pp.228-229）。

謝辞：本稿執筆にあたり，籠碧氏に貴重な示唆をいただきました。記して感謝します。

[文　献]

Heusser-Schweizer, M.（1980）: *Hauschronik*. Kilchberg.

J.S.［=Johanna Spyri］（1880）: *Heidi's Lehr- und Wanderjahre. Eine Geschichte für Kinder und auch für Solche, welche die Kinder lieb haben*. Gotha.

Spyri, J.（1881）: *Heidi kann brauchen, was es gelernt hat. Eine Geschichte für Kinder und auch für Solche, welche die Kinder lieb haben*. Gotha.

Zeller, H. und Zeller, R.（Hg.）（1977）: *Johanna Spyri und Conrad Ferdinand Meyer. Briefwechsel 1877-1897*. Kilchberg.

ヴィスメール，ジャン＝ミシェル（川島隆訳）（2015）『ハイジ神話―世界を征服した「アルプスの少女」』晃洋書房

小俣和一郎（2005）『精神医学の歴史』第三文明社

キース，ロイス（藤田真利子訳）（2003）『クララは歩かなくてはいけないの？―少女小説にみる死と障害と治癒』明石書店

ソンタグ，スーザン（富山太佳夫訳）（1992）『隠喩としての病い・エイズとその隠喩』みすず書房

引用文献

Ahlenstiel, H.; Meyer, J.E. (1967): Einleitung. In: Ahlenstiel, H.; Meyer, J.E. (Hg.): Selbstschilderungen eines Geisteskranken. *Nothschrei eines Magnetisch-Vergifteten 1852* und *Nothgedrungene Fortsetzung meines Nothschrei 1867* von Friedrich Krauß. Leverkusen, S.8–32.

Amering, M., Schmolke, M. (2012): Recovery. Das Ende der Unheilbarkeit. 5.Aufl., Bonn.

Antonovsky, A. (1997): Salutogenese. Zur Entmystifizierung der Gesundheit. Tübingen.

Aristides, P.A. (1986): Heilige Berichte. Heidelberg.

Aristoteles (1972): Mirabilia. In: Werke in deutscher Übersetzung. Bd. 18. Opuscula. Teil II und III. Berlin, S.5–36.

Baeyer, W.v. (1966): Grundlagen der Sozialpsychiatrie. In: *Helfen und Heilen*, 3, 5, S.163–164.

Barta, W. (1969): Das Gespräch eines Mannes mit seinem BA (Papyrus Berlin 3024). Berlin.

Battie, W. (1758): A Treatise on Madness. London.

Bernet, B. (2013): Schizophrenie. Entstehung und Entwicklung eines psychiatrischen Krankheitsbilds um 1900. Zürich.

Binding, K.; Hoche, A. (1920): Die Freigabe der Vernichtung lebensunwerten Lebens. Ihr Maß und ihre Form. Leipzig.

Birnbaum, K. (1920): Psychopathologische Dokumente. Selbstbekenntnisse und Fremdzeugnisse aus dem seelischen Grenzlande. Berlin.

Blankenburg, W. (1971): Der Verlust der natürlichen Selbstverständlichkeit. Stuttgart.

Blasius, D. (1994): Einfache Seelenstörung. Geschichte der deutschen Psychiatrie 1800–1945. Frankfurt a. M.

Bleuler, E. (1911): Dementia praecox oder Gruppe der Schizophrenien. Leipzig u. a.

Bock, T.; Buck, D.; Gross, J. u.a. (Hg.) (1995): Abschied von Babylon. Verständigung über die Grenzen in der Psychiatrie. Bonn.

Brand-Claussen, B.; Stephan, E. (2002): Wunderhülsen und Willenskurven. Heidelberg u.a.

Brant, S. (1992): Das Narrenschiff. Stuttgart.

Breuer, J.; Freud, S. (1895): Studien über Hysterie. Leipzig u.a.

Brückner, B. (2007): Delirium und Wahn. Geschichte, Selbstzeugnisse und Theorien von der Antike bis 1900. 2 Bde, Hürtgenwald.

Brückner, B. (2009): Geschichtlichkeit und Aktualität der Theorie des Wahns in der »Allgemeinen Psychopathologie« von Karl Jaspers. In: *Journal für Philosophie & Psychiatrie* 2, 2. URL: http://www.jfpp.org/jfpp-2-2009-03.html [17.11.2009].

Brückner, B.; Jádi, F. (2012): Friedrich Krauß als Kalligraph. Ein psychodynamischer und produktionsästhetischer Blick auf den Verfasser des »Nothschrei eines Magnetisch-Vergifteten« und sein Werk. In: Holdorff, B., Kumbier, E. (Hg.): Schriftenreihe der Deutschen Gesellschaft für Geschichte der Nervenheilkunde, Bd. 18. Würzburg, S.313–340.

Bruckshaw, S. (1997): One More Proof of the Iniquitous Abuse of Private Madhouses. In: Ingram, A. (Hg.): Voices of Madness. Four Pamphlets, 1683–1796. Phoenix Mill u.a., S.75–126.

Burkhardt, M.M. (2003): Krank im Kopf. Patienten-Geschichten der Heil-und Pflegeanstalt Illenau 1842–1889. Inaugural-Dissertation, Albert-Ludwigs-Universität. Freiburg i. Br.

Burton, R. (1988): Die Anatomie der Melancholie. Zürich u.a.

Castel, R. (1979): Die psychiatrische Ordnung. Frankfurt a. M.

Cellini, B. (2000): Mein Leben. Zürich.

Celsus, A.C. (1906): Über die Arzneiwissenschaft in acht Büchern. Braunschweig.

Cheyne, G. (1733): The English Malady: or, A Treatise of Nervous Diseases of all Kinds, as Spleen, Vapours, Lowness of Spirits, Hypochondriacal, and Hysterical Distempers & c. London.

Conolly, J. (1973/1856): Treatment of the Insane without Mechanical Restraints. Folkestone.

Cullen, W. (1786): Kurzer Inbegriff der medicinischen Nosologie. 2 Bde. Leipzig.

Deutscher Bundestag (Hg.) (1975): Bericht über die Lage der Psychiatrie in der Bundesrepublik Deutschland: zur psychiatrischen und psychotherapeutisch/ psychosomatischen Versorgung der Bevölkerung. Bundesdrucksache 7/4200. Bonn.

Dilling, H.; Mombour, W.; Schmidt, M.H. (Hg.) (2004): Internationale Klassifikation psychischer Störungen. ICD-10 Kapitel V (F). Klinisch-diagnostische Leitlinien. Göttingen.

Dinzelbacher, P. (2002): Himmel, Hölle, Heilige. Visionen und Kunst im Mittelalter. Darmstadt.

Dörner, K. (1969): Bürger und Irre. Zur Sozialgeschichte und Wissenschaftssoziologie der Psychiatrie. Frankfurt a. M.

Dörner, K. (1988): Tödliches Mitleid. Rehburg-Loccum.

Engstrom, E.J.; Burgmair, W.; Weber, M.M. (2006): Emil Kraepelin (1856–1926): Zwischen klinischen Krankheitsbildern und »psychischer Volkshygiene«. In: *Deutsches Ärzteblatt*, 103, 41, S.2685–2690.

Engstrom, E.J.; Roelcke, V. (Hg.) (2003): Psychiatrie im 19. Jahrhundert. Basel.

Erasmus von Rotterdam (1992/1509): Das Lob der Torheit. Stuttgart.

Fangerau, H.; Noack, T. (2006): Rassenhygiene in Deutschland und Medizin im

Nationalsozialismus. In: Schulz, S.; Steigleder, K.; Fangerau, H. u.a. (Hg.): Geschichte, Theorie und Ethik der Medizin. Frankfurt a. M., S.224-246.

Faulstich, H. (1998): Hungersterben in der Psychiatrie 1914-1949. Mit einer Topographie der NS-Psychiatrie. Freiburg i. Br.

Faulstich, H. (2000): Die Zahl der »Euthanasie«-Opfer. In: Frewer, A.; Eickhoff, C. (Hg.): Euthanasie und die aktuelle Sterbehilfe-Debatte. Frankfurt a. M., S.218-234.

Fechner, G.T. (1892/1845): Krankheitsgeschichte. In: Kuntze, J.E. (Hg.): Gustav Theodor Fechner (Dr. Mises). Ein deutsches Gelehrtenleben. Leipzig, S.105-126.

Foucault, M. (1973/1961): Wahnsinn und Gesellschaft. Frankfurt a. M.

Freud, S. (1982/1900): Die Traumdeutung. In: Studienausgabe. Hg. von A. Mitscherlich, A. Richards und J. Strachey. Bd. II. Frankfurt a. M.

Freud, S. (1982/1911): Psychoanalytische Bemerkungen über einen autobiographisch beschriebenen Fall von Paranoia. In: Studienausgabe. Hg. von A. Mitscherlich, A. Richards und J. Strachey. Bd. VII. Frankfurt a. M., S.135-200.

Friedlander, H. (1995): The Origins of Nazi Genocide: From Euthanasia to the Final Solution. Chapel Hill.

Friedreich, J.B. (1836): Historisch-kritische Darstellung der Theorien über das Wesen und den Sitz der psychischen Krankheiten. Leipzig.

Fuchs, T. (2008): Das Gehirn—ein Beziehungsorgan. Eine phänomenologisch-ökologische Konzeption. Stuttgart.

Galen, C. (1976): Galen on the Affected Parts. Translation from the Greek Text with Explanatory Notes. Rudolph E. Siegel, MD. Basel u.a.

Gehrmann, C. (1893): Körper, Gehirn, Seele, Gott. Vier Theile mit elf Tafeln. Berlin.

Gleiss, I.; Seidel, R.; Abholz, H.-H. (1973): Soziale Psychiatrie. Zur Ungleichheit in der psychiatrischen Versorgung. Frankfurt a. M.

Griesinger, W. (1861): Die Pathologie und Therapie der psychischen Krankheiten für Aerzte und Studirende. Stuttgart.

Häfner, H.; Baeyer, W.v.; Kisker, K.P. (1965): Dringliche Reformen in der psychiatrischen Krankenversorgung der Bundesrepublik. In: *Helfen und Heilen*, 2, 4, S.1-8.

Hagen, F.W. (1837): Die Sinnestäuschungen in Bezug auf Psychologie, Heilkunde und Rechtspflege. Leipzig.

Hahn, T.; Person, J.; Pethes, N. (Hg.) (2002): Grenzgänge zwischen Wahn und Wissen. Zur Koevolution von Experiment und Paranoia 1850-1910. Frankfurt a. M.

Hegel, G.W.F (1992/1830): Enzyklopädie der philosophischen Wissenschaften im Grundrisse. Hamburg.

Heinroth, J.C.A. (1818): Lehrbuch der Störungen des Seelenlebens oder der Seelenstörungen und ihrer Behandlung. Vom rationalen Standpunkt aus entworfen. Leipzig.

Hermeler, L. (2002): Die Euthanasie und die späte Unschuld der Psychiater. Massenmord, Bedburg-Hau und das Geheimnis rheinischer Widerstandslegenden. Essen.

Heuser, M.-L. (2001): Die »Euthanasie«-Aktion T-4 und die Provinzial-Heil-und Pflegeanstalt Düsseldorf-Grafenberg. In: Sparing, F.; Heuser, M.-L. (Hg.): Erbbiologische Selektion und »Euthanasie«. Psychiatrie in Düsseldorf während des Nationalsozialismus. Essen, S.159-212.

Hesiod (1861): Hesiod's Werke. Ausgewählte Tragödien des Euripides, im Versmaß der Urschrift von G. Ludwig. Stuttgart.

Hildegard von Bingen (1996): Heilwissen. Von den Ursachen und der Behandlung von Krankheiten. Freiburg i. Br. u.a.

Hippokrates (1934): Die Werke des Hippokrates. Hg. von R. Kapferer. Bd. II. Stuttgart.

Hippokrates (1968): Die Hippokratische Schrift »Über die heilige Krankheit«. Hg. von H. Grensemann. Berlin.

Hoff, P. (1994): Emil Kraepelin und die Psychiatrie als klinische Wissenschaft. Berlin.

Horn, E. (1818): Beschreibung der in der Irrenanstalt des Königlichen Charitékrankenhauses zu Berlin gebräuchlichen Drehmaschinen, ihrer Wirkung und Anwendung bei Geisteskranken. In: *Zeitschrift für psychische Ärzte*, 1, 2, S.219-230.

Ideler, K.W. (1841): Biographien Geisteskranker in ihrer psychologischen Entwicklung dargestellt. Berlin.

Jacobi, M. (1837): Ausgezeichnete Krankheitsfälle, während der Jahre 1831 bis 1836 beobachtet. In: *Annalen der Irren-Heilanstalt zu Siegburg*, 1, S.1-288.

Jaspers, K. (1913): Allgemeine Psychopathologie. Berlin.

Jung, V. (2001): Die Leiden des Hieronymus Wolf. Krankengeschichten eines Gelehrten im 16. Jahrhundert. In: *Historische Anthropologie*, 9, 3, S.333-357.

Jütte, R. (1991): Ärzte, Heiler und Patienten. Medizinischer Alltag in der frühen Neuzeit. München u.a.

Kaldewey, W. (1935): Über die Aufgaben und die Bedeutung der deutschen Psychiatrie im allgemeinen und der psychiatrischen Außenfürsorge im besonderen. In: *Allgemeine Zeitschrift für Psychiatrie*, 103, S.289-314.

Kandinsky, V. (1881): Zur Lehre von den Hallucinationen. In: *Archiv für Psychiatrie und Nervenkrankheiten*. 11, S.453-464.

Kant, I. (1784): Beantwortung der Frage: Was ist Aufklärung? In: *Berlinische Monatsschrift*, 4, S.481-494.

Kant, I. (1998): Anthropologie in pragmatischer Hinsicht. Stuttgart.

Kasanin, J. (1933): The acute schizoaffective psychoses. In: *American Journal of Psychiatry*, 13, S.97-126.

Kempe, M. (2000): The Book of Margery Kempe. Harlow.

Keupp, H.; Zaumseil, M. (Hg.) (1978): Die gesellschaftliche Organisierung psychischen Leidens. Frankfurt a. M.

Klee, E. (1985): »Euthanasie« im NS-Staat. Frankfurt a. M.

Kohl, F. (1996): Philippe Pinel und die legendäre »Kettenbefreiung« an den Pariser Hospitälern Bicêtre (1793) und Salpêtrière. In: *Psychiatrische Praxis*, 23, S.33-36 und

92-96.

Kraepelin, E.（1903）: Psychiatrie. Ein Lehrbuch für Studierende und Ärzte. I. Band. Allgemeine Psychiatrie. 7. Aufl. Leipzig.

Kraepelin, E.（1909）: Psychiatrie. Ein Lehrbuch für Studierende und Ärzte. I. Band. Allgemeine Psychiatrie. 8. Aufl. Leipzig.

Krauss, F.（1852）: Nothschrei eines Magnetisch-Vergifteten. Stuttgart.

Krauss, F.（1867）: Nothgedrungene Fortsetzung meines Nothschrei. Stuttgart.

Kuban, S.（1997）: Das Recht der Verwahrung und Unterbringung am Beispiel der »Irrengesetzgebung« zwischen 1794 und 1945. Frankfurt a. M. u.a.

Kuhnle, W.（1894）: Vier Jahre unschuldig in württembergischen Irrenanstalten. Geheime Vehme und moderne Bastille. Stuttgart.

Kutzer, M.（1998）: Anatomie des Wahnsinns. Hürtgenwald.

Laehr, H.（1865）: Die Irrenanstalten Deutschlands am 1. Januar 1865. In: *Allgemeine Zeitschrift für Psychiatrie und psychisch-gerichtliche Medicin*, 22, S.353-569.

Lederer, D.（2003）: Die Geburt eines Irrenhauses: Die königlich-bayerische Irrenanstalt zu Giesing/München. In: Engstrom, E.J.; Roelcke, V.（Hg.）: Psychiatrie im 19. Jahrhundert. Basel, S.67-93.

Lehmann, P.（1986）: Der chemische Knebel. Warum Psychiater Neuroleptika verabreichen. Berlin.

Lehmann, P.; Stastny, P.（Hg.）（2007）: Statt Psychiatrie 2. Berlin u.a.

Leven, K.-H.（Hg.）（2005）: Antike Medizin. Ein Lexikon. München.

Linehan, M.M.（1996）: Dialektisch-behaviorale Therapie der Borderline-Persönlichkeitsstörung. München.

Marx, O.M.（1994）: The Beginning of Psychiatric Historiography in Nineteenth-Century Germany. In: Micale, M.S.; Porter, R.（Hg.）: Discovering the History of Psychiatry. New York u.a., S.39-52.

Matejovski, D.（1996）: Das Motiv des Wahnsinns in der mittelalterlichen Dichtung. Frankfurt a. M.

Matthews, J.T.（1804/1810）: [Ohne Titel]. In: Haslam, J.: Illustrations of Madness. London, S.42-51 und 59-79.

Mentzos, S.（2009）: Lehrbuch der Psychodynamik. Göttingen.

Micale, M.S.; Porter, R.（1994）: Introduction. In: Micale, M.S.; Porter, R.（Hg.）: Discovering the History of Psychiatry. New York u.a., S.3-36.

Midelfort, H.C.E.（1999）: A History of Madness in Sixteenth-Century Germany. Stanford.

Mitscherlich, A.（1949）: Medizin ohne Menschlichkeit. Reinbek.

Müller, T.R.; Mitzscherlich, B.（Hg.）（2006）: Psychiatrie in der DDR. Frankfurt a.M.

Nicolai, F.（1799）: Beispiel einer Erscheinung mehrerer Phantasmen. In: *Neue Berlinische Monatsschrift*, 1, S.321-360.

Nolte, K.（2003）: Gelebte Hysterie. Erfahrung, Eigensinn und psychiatrische Diskurse im Anstaltsalltag um 1900. Frankfurt a. M.

Ohnesorg, S. (1999): Margery Kempe (um 1373 bis um 1440). Waghalsige Gratwanderungen. In: Duda, S.; Pusch, L.F. (Hg.): Wahnsinnsfrauen. Bd. 3. Frankfurt a. M., S.9‒44.

Paracelsus [T.v. Hohenheim] (1928): Sämtliche Werke. Mit Einleitung, Biographie, Literaturangaben und erklärenden Anmerkungen versehen von Dr. Bernhard Aschner. II. Bd. Jena.

Pauls, H. (2013): Das biopsychosoziale Modell. Herkunft und Aktualität. In: *E-Journal für biopsychosoziale Dialoge in Psychotherapie, Supervision und Beratung*, 1, 1, S.15‒31.

Perceval, J. (1961): Perceval's Narrative. A Patient's Account of His Psychosis 1830‒1832. Stanford.

Perfect, W. (1789): William Perfect's der Arzneiwissenschaft Doctors auserlesene Fälle von verschiedenen Arten des Wahnsinnes nebst ihren Heilarten. Leipzig.

Pick, D. (1989): Faces of Degeneration: A European disorder, c.1848‒1918. Cambridge.

Pinel, P. (1801): Philosophisch-medicinische Abhandlung über Geistesverirrungen oder Manie. Wien.

Platen-Hallermund, A. (1948): Die Tötung Geisteskranker in Deutschland. Aus der Deutschen Ärztekommission beim Amerikanischen Militärgericht. Frankfurt a. M.

Platon (1983): Werke in acht Bänden. Bd. V.: Phaidros. Parmenides. Briefe. Darmstadt.

Porter, R. (2003): Die Kunst des Heilens. Eine medizinische Geschichte der Menschheit von der Antike bis heute. Heidelberg u.a.

Porter, R. (2005): Wahnsinn. Eine kleine Kulturgeschichte. Zürich.

Reil, J.C. (1803): Rhapsodieen über die Anwendung der psychischen Curmethode auf Geisteszerrüttungen. Halle.

Riedel, A.C. (1750): Beschreibung des im Fürstenthum Bayreuth zu Sanct Georgen am See errichteten Zucht- und Arbeit hauses. Bayreuth.

Riederer, P.F.; Laux, G. (Hg.) (2009): Grundlagen der Neuro-Psychopharmakologie. Ein Therapiehandbuch. Wien.

Roelcke, V. (1999): Krankheit und Kulturkritik. Psychiatrische Gesellschaftsdeutungen im bürgerlichen Zeitalter (1790‒1914). Frankfurt a. M.

Roelcke, V. (2013): Die Etablierung der psychiatrischen Genetik. In: Wolters, C., Beyer, C., Lohff, B. (Hg.): Abweichung und Normalität. Psychiatrie in Deutschland vom Kaiserreich bis zur Deutschen Einheit. Bielefeld, S.111‒135.

Rotzoll, M., Hohendorf, G., Fuchs, P., Richter, P., Mundt C., Eckart, W.U. (2010) (Hg.): Die nationalsozialistische »Euthanasie«-Aktion »T4« und ihre Opfer. Paderborn.

Sass, H.; Wittchen, H.U.; Zaudig, M. u.a. (Hg.) (2003): DSM-IV-TR. Diagnostisches und Statistisches Manual Psychischer Störungen. Textrevision. Göttingen.

Schelling, F.W.J. (1927): Stuttgarter Privatvorlesungen. In: Schellings Werke. Vierter Hauptband. Schriften zur Philosophie der Freiheit 1804‒1815. München.

Schipperges, H. (1993): Die Kranken im Mittelalter. München.

Schmiedebach, P.; Priebe, S. (2003): Open Psychiatric Care and Social Psychiatry in 19th and Early 20th Century Germany. In: Engstrom, E.J.; Roelcke, V. (Hg.): Psychiatrie im 19. Jahrhundert. Basel, S.263–281.

Schmuhl, H.-W. (2000): Hirnforschung und Krankenmord. Das Kaiser-Wilhelm-Institut für Hirnforschung 1937–1945. Berlin.

Schmuhl, H.-W. (Hg.) (2003): Rassenforschung an Kaiser-Wilhelm-Instituten vor und nach 1933. Göttingen.

Schott, H.; Tölle, R. (2006): Geschichte der Psychiatrie. Krankheitslehren, Irrwege, Behandlungsformen. München.

Sheperd, M. (1995): Two Faces of Emil Kraepelin. In: *the British Journal of Psychiatry*, 167, S.174–183.

Siemen, H.-L. (1999): Psychiatrie im Nationalsozialismus. In: Cranach, M.v.; Siemen, H.-L. (Hg.): Psychiatrie im Nationalsozialismus. Die bayerischen Heil-und Pflegeanstalten zwischen 1933 und 1945. München, S.15–34.

Sparing, F.; Heuser, M.-L. (Hg.) (2001): Erbbiologische Selektion und »Euthanasie«. Essen.

Statistisches Bundesamt (2013): Gesundheit. Grunddaten der Krankenhäuser 2012. Wiesbaden.

Strindberg, A. (1987/1887): Inferno. Frankfurt a.M.

Szasz, T.S. (1974): Die Fabrikation des Wahnsinns. Olten.

Theile, F.W. (1853): Geisteskrankheiten. In: Ersch, J.; Gruber, J. (Hg.): Allgemeine Encyclopädie der Wissenschaften und Künste. Erste Section A-G, 56. Theil. Leipzig, S.285–302.

Trosse, G. (1974): The Life of the Reverend Mr. George Trosse. Montreal u.a.

Vanja, C. (1997): Die frühneuzeitliche Entwicklung des psychiatrischen Anstaltswesens am Beispiel Haina/Hessen. In: Wahl, G.; Schmitt, W. (Hg.): Heilen-Verwahren-Vernichten. Mochenthaler Gespräche zur Geschichte der Seelenheilkunde. Reichenbach, S.29–44.

Vanja, C. (2003): Das Feste Haus. Eine Institution zwischen Strafvollzug und Psychiatrie. In: *Zeitschrift des Vereins für hessische Geschichte und Landeskunde*. 108, S.173–194.

Voltmer, R.; Irsigler, F. (2002): Die europäischen Hexenverfolgungen der Frühen Neuzeit. Vorurteile, Faktoren und Bilanzen. In: Beier-de Haan, R.; Voltmer, R.; Irsigler, F. (Hg.): Hexenwahn. Ängste der Neuzeit. Berlin, S.30–45.

Weinmann, S. (2008): Erfolgsmythos Psychopharmaka. Bonn.

Wendt, W.R. (2008): Geschichte der Sozialen Arbeit. 2. Bde. Stuttgart.

Werner, W.F. (1995): Walter Creutz. Widerstandskämpfer? In: Archivberatungsstelle Rheinland (Hg.): Folgen der Ausgrenzung. Köln, S.173–195.

White, P. (2005): Biopsychosocial Medicine. Cambridge.

Kinner Wilson, J.V. (1967): Mental Diseases of Ancient Mesopotamia. In: Brothwell, D.; Sandison, A.T. (Hg.): Diseases in Antiquity. Springfield, S.723–733.

Wolf, H. (1998): Kurzer Bericht an den würdigsten Herrn Johannes Oporinus in Basel, seinen wie der gelehrten Welt hochverdienten Förderer, über den Verlauf oder besser über die Wechselfälle seines Lebens von Hieronymus Wolf aus Oettingen im Ries; begonnen im Jahre 1564, jedoch erst einige Jahre später vollendet. Donauwörth.

人名索引

事項索引

ま・や・ら・わ行

●著者————

ブルクハルト・ブリュックナー（Burkhart Brückner）

1962 年生まれ。ニーダーライン大学教授（社会心理・心理社会的予防・健康促進学講座）。心理学・心理療法修士。専門は精神医学史，臨床社会心理学，危機介入・自殺予防，心理カウンセリング。

●監訳者————

村井俊哉（むらい・としや）

1966 年生まれ。京都大学大学院医学研究科精神医学教室教授。京都大学大学院医学研究科修了。博士（医学）。専門は精神医学。著書に『精神医学の実在と虚構』『精神医学を視る「方法」』（ともに日本評論社），『統合失調症』（岩波新書），『はじめての精神医学』（ちくまプリマー新書）ほか。

川島　隆（かわしま・たかし）

1976 年生まれ。京都大学大学院文学研究科准教授。京都大学大学院文学研究科博士後期課程研究指導認定退学。博士（文学）。専門はドイツ文学。著書に『カフカの〈中国〉と同時代言説—黄禍・ユダヤ人・男性同盟』（彩流社），訳書にカフカ『変身』（角川文庫）ほか。

●訳者————

服部裕之（はっとり・ひろゆき）

医療法人久仁会 久保田病院内科（茨城県大子町）

山本啓一（やまもと・けいいち）

山本医学鑑定研究所（京都市左京区）

入門 精神医学の歴史

2023 年 8 月 25 日　第 1 版第 1 刷発行

著　者——ブルクハルト・ブリュックナー
監訳者——村井俊哉, 川島　隆
訳　者——服部裕之, 山本啓一
発行所——株式会社日本評論社
　　　　　〒170-8474　東京都豊島区南大塚 3-12-4
　　　　　電話 03-3987-8598（編集）-8621（販売）
　　　　　振替 00100-3-16
印刷所——港北メディアサービス株式会社
製本所——株式会社松岳社
装　幀——森　裕昌（森デザイン室）

統合失調症という問い
脳と心と文化

古茶大樹・糸川昌成・村井俊哉[編]　　●A5判／3630円（税込）

疾患概念の誕生以来、謎であり続けてきた統合失調症という病。
精神病理学、生物学、医療人類学等、様々な視点からその謎に迫る。

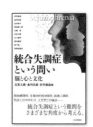

■ 本書の内容

- ●第1章　「統合失調症という問い」とはどういう問いか
- ●第2章　「統合失調症という問い」に生物学が答えようとしたこと
- ●第3章　文化と統合失調症──医療人類学的視点
- ●第4章　精神病理学はどのように統合失調症を捉えそこなってきたか
- ●第5章　このままじゃいけない統合失調症概念
　　　　　──精神障害の具象化問題をめぐるドン・キホーテとサンチョ・パンサ
- ●第6章　統合失調症の責任能力について──「純粋精神医学」の立場から
- ●第7章　統合失調症再考──ジャネの「社会的感情論」を手がかりに
- ●第8章　一続きの「私」──ある種の統合失調症的体験においてそれはどこで断片化するのか
- ●第9章　計算論的精神医学の視点からみた統合失調症
- ●第10章　反精神医学からスキゾ分析へ──統合失調症と自然環境問題のあいだ
- ●座談会　統合失調症をみるということ

臨床精神病理学
精神医学における疾患と診断

古茶大樹[著]　　●A5判／3520円（税込）

精神医学における疾患とは、診断とは何か。操作的診断、実証主義全盛の現代における
精神病理学の臨床的有用性を改めて示す。

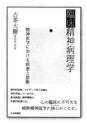

■ 本書の内容

- ●第1章　精神医学における疾患とは
- ●第2章　精神医学における疾患単位と類型について
- ●第3章　精神医学における類型概念は理念型であること
- ●第4章　精神障害の分類について
- ●第5章　精神医学における診断の意味について
- ●第6章　伝統的精神医学とDSM分類
- ●第7章　精神障害の流行現象とその背景について──うつ病を中心に
- ●第8章　統合失調症とは何か
- ●第9章　内因性うつ病と退行期メランコリー
- ●第10章　司法精神医学1──刑事責任能力鑑定について
- ●第11章　司法精神医学2──詐病、健忘、賂盯犯罪、クレプトマニアについて
- ●第12章　よき臨床医になるための精神医学の学び方

🐸 日本評論社　https://www.nippyo.co.jp/